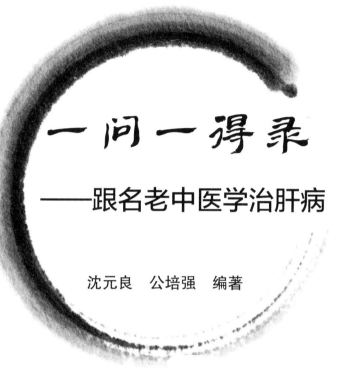

一问一得录

——跟名老中医学治肝病

沈元良　公培强　编著

U0212520

人民卫生出版社
·北京·

图书在版编目（CIP）数据

一问一得录.跟名老中医学治肝病/沈元良，公培强编著.—北京：人民卫生出版社，2021.1

ISBN 978-7-117-31019-2

Ⅰ.①一… Ⅱ.①沈…②公… Ⅲ.①肝病（中医）–中医治疗法 Ⅳ.①R242

中国版本图书馆 CIP 数据核字（2020）第 271920 号

人卫智网	**www.ipmph.com**	医学教育、学术、考试、健康，购书智慧智能综合服务平台
人卫官网	**www.pmph.com**	人卫官方资讯发布平台

一问一得录——跟名老中医学治肝病
Yi Wen Yi De Lu——Gen Minglaozhongyi Xue Zhi Ganbing

编　　著：沈元良　公培强
出版发行：人民卫生出版社（中继线 010-59780011）
地　　址：北京市朝阳区潘家园南里 19 号
邮　　编：100021
E - mail：pmph @ pmph.com
购书热线：010-59787592　010-59787584　010-65264830
印　　刷：北京铭成印刷有限公司
经　　销：新华书店
开　　本：710×1000　1/16　印张：12
字　　数：190 千字
版　　次：2021 年 1 月第 1 版
印　　次：2021 年 2 月第 1 次印刷
标准书号：ISBN 978-7-117-31019-2
定　　价：42.00 元

打击盗版举报电话：010-59787491　E-mail：WQ @ pmph.com
质量问题联系电话：010-59787234　E-mail：zhiliang @ pmph.com

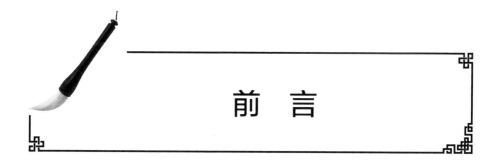

前　言

　　医案是中医临床实践的记录，不仅叙述了临证疾病过程的表现，更是一个医家辨证论治、临诊心悟的记录，是中医理、法、方、药综合应用的具体反映。近代精通医学的国学大师章太炎先生曾说："中医之成绩，医案最著。欲求前人之经验心得，医案最有线索可寻。循此钻研，事半功倍。"

　　本书共分四章，分别为病毒性肝炎、脂肪肝、肝硬化及重症性肝炎。采用西医学病名，根据中医辨证论治结合名中医学术经验，整理临证医案。同时，选用部分名家医案，以问答的形式阐述肝病的病因病机及其相关并发症的发生、发展，分析阐释名家辨证施治的方法。其医案中蕴含的名家学术思想及临证经验，亦在问答中加以体现。希望读者通过对本书中各医案的研读，从中受到启迪，开拓诊疗思路，提高临床辨证论治的技能。本书文字易于理解，内容便于师法，阅读本书的中医师能够从这些肝病医案的临证方法与经验中获得心悟和借鉴。

　　本书所引用的医案是笔者在临证和研究名老中医经验时接触到的部分医案，在此谨向原作者致谢！限于水平，编写中有不妥之处，祈望读者提出指正。

沈元良

2019 年 12 月

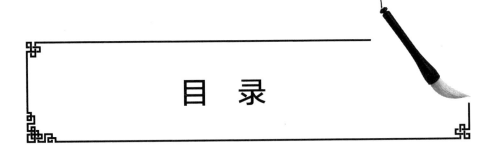

目 录

第一章　病毒性肝炎

第二章　脂　肪　肝

第一节　单纯性脂肪肝

第二节　非酒精性脂肪性肝

第三节　酒精性脂肪肝

第三章 肝 硬 化

第一节 肝 硬 化

第二节 肝硬化腹水

第四章 重 型 肝 炎

第一节 急性重型肝炎

第二节 亚急性重型肝炎

第三节 肝 性 脑 病

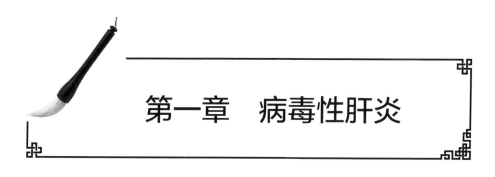

第一章 病毒性肝炎

病毒性肝炎是由多种肝炎病毒引起的以肝脏病变为主的一种传染病。临床上以食欲减退、恶心、上腹部不适、肝区痛、乏力为主要表现。部分患者可有黄疸、发热和脾大,伴有肝功能损害。有些患者可转为慢性肝炎,甚至发展成肝硬化,少数可发展为肝癌。对病毒性肝炎要尽量早发现、早诊断、早治疗,做到防患于未然。

第一节 急性病毒性肝炎
(急性无黄疸性肝炎)

急性病毒性肝炎是由肝炎病毒引起的一种急性消化道传染病。临床表现为起病急,食欲减退,厌油腻,乏力,上腹部不适,肝区隐痛,恶心,呕吐,部分患者有畏寒发热,继而尿色加深,巩膜、皮肤等出现黄疸;急性黄疸性肝炎属中医学"黄疸"范畴。

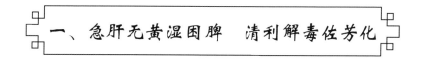

一、急肝无黄湿困脾 清利解毒佐芳化

【案例回顾】

2014年2月8日的一天,一位中年男子领着儿子前来就诊。患者孙某,16岁,出现纳食不香3周余。1月19日曾自觉不适,未予重视,后症

1

状较前加重,随后来院就诊,门诊查肝功能示:ALT 500U/L,AST 200U/L,TBil 23.1μmol/L,DBil 8.9μmol/L,GGT 217U/L,ALP 148U/L;乙肝病毒标志物:HBsAg(+),HBeAg(+),HBcAb(+)。自觉纳食稍欠佳,其他无明显不适,查体:肝在肋下 2cm,脾未触及。诊断为急性病毒性肝炎(急性无黄疸性肝炎)。舌苔黄,脉弦滑。

西医诊断:急性病毒性肝炎(急性无黄疸性)。

中医辨证:湿热困脾,运化失司。

治法:清热利湿,活血解毒,佐以芳化。

处方:茵陈 30g、车前子 15g、车前草 15g、蒲公英 30g、小蓟 30g、藿香 10g、泽兰 15g、六一散(包煎)15g、大枣 7 枚。

【师生问答】

学生:老师,本案患者较年轻,一般我们临床上遇到的黄疸性肝炎患者比较多,他们大多出现皮肤黄、巩膜发黄等症状,但是本患者并没有明显的皮肤和巩膜黄染,请问老师怎么诊断本患者到底是不是黄疸性肝炎的呢?

老师:急性无黄疸性肝炎是急性病毒性肝炎中的一种,其症状一般较轻,有些患者症状不明显,通常在查体时发现,就像本案患者一样,没有黄疸表现,仅仅是出现消化道症状,所以没有被重视。患者可出现持续几天至数周以上无其他原因可解释的症状,如乏力、食欲减退、恶心等,可伴有肝区痛或肝区不适,体检可出现 ALT 升高。

急性无黄疸性肝炎具有以下特点:

1. 起病时间不明显。急性无黄疸性肝炎的患者大多说不清从什么时候开始起病,甚至很多患者没有症状,只是在体检中发现肝功能异常而就诊。

2. 常以消化道症状就诊,易被误诊。部分患者近期出现乏力、食欲减退、恶心厌油、腹胀、腹泻、肝区胀痛或不适,由于症状表现多样而且无特异性,很多患者都是到消化内科就诊,易被误诊为慢性胃炎、消化不良等疾病。

3. 实验室检查可见肝功能异常,比如 ALT 和 / 或 AST 升高,但胆红素正常。病毒性肝炎的标志物如甲、丙、戊型肝炎抗体阳性,或乙肝 HBsAg 阳性,才被确诊为急性无黄疸性肝炎。

4. 大多数在 3 个月内康复,一般不转成慢性或仅少数转成慢性。

学生：老师，我知道了，急性无黄疸性一般较轻，恢复起来也较快。请问老师，急性病毒性肝炎无黄疸和有黄疸在中医病因上有没有明显的区别呢？

老师：急性无黄疸性肝炎是病毒性肝炎中的一型。究其发病原因，外因多由于感受外邪、饮食不洁所致，内因多与脾胃虚寒、内伤不足有关。多发于气候潮湿的春季，阴雨不断、湿邪偏重，加之不洁饮食，导致脾胃亏损，内外因合而发此病。临床主要表现为脾失健运、寒湿阻滞症状，出现如恶心、呕吐、腹痛、食欲不佳等。

学生：老师，急性无黄疸性肝炎和急性黄疸性肝炎在治疗上有什么区别呢？

老师：对于急性黄疸性肝炎和急性无黄疸性肝炎的治疗，我一般认为，不出现黄疸者与出现黄疸者湿热为害病理相当，辨证立法用药基本规律也是一致的。但是，两者湿热有轻重，瘀阻及深入气血有所侧重，所以在用药上也有所侧重，"无黄"偏于治气，阳黄偏于治血。同时无黄的发生又以内因为主要依据，治疗时，应当详细辨证，正确地处理祛邪与扶正的辨证关系，灵活而贯通地选方用药，且当"治病必求其本"，彻底治疗，重视恢复期的巩固，祛除病邪，调整机体功能，才能防止迁延性、慢性肝炎的发生。

好，再来看复诊情况：

二诊：患者服用上方 14 剂后，大便较稀，复查肝功能：ALT 207U/L，AST 142U/L，TBil 20.1μmol/L，DBil 8.7μmol/L，GGT 143U/L，ALP 140U/L，舌苔黄腻，脉滑。上方去藿香、车前草、车前子，加焦三仙各 15g，继续服用。

三诊：按上方去甘草继续服用。

四诊：复查肝功能：ALT 185U/L，AST 148U/L，TBil 18.1μmol/L，DBil 7.9μmol/L，GGT 153U/L，ALP 137U/L。舌苔薄白，脉滑，湿热渐减，病有转机，遂加养血柔肝，和胃化痰之剂。

处方：茵陈 24g、蒲公英 30g、小蓟 15g、藿香 10g、泽兰 12g、橘红 10g、滑石 12g、杏仁 10g、当归 10g、赤芍 10g、白芍 10g、焦四仙各 15g。

五诊：患者食纳尚好，睡眠较差，大便干，尿不黄，2014 年 3 月 30 日复查肝功能已完全正常，舌苔薄白，脉滑，按上方继续服用。2014 年 4 月 13 日复查肝功能正常，服用舒肝丸以巩固疗效。至 2014 年 9 月继续服用舒肝丸,并复查肝功能正常,临床痊愈。

学生:老师,从本案看,患者症状不多,但发病比较隐匿,详细的发病日期无法确定,经肝功能检查后才加以确诊,患者只出现纳食不佳、苔黄腻、脉滑,您是出于什么考虑进行论治的? 是不是在清热的过程中加入芳香之品化湿呢?

老师:本患者虽说症状不多,发病比较隐匿,但出现纳食不佳、苔黄腻、脉滑,这属于湿热内困,其多由于脾为湿热所困,运化功能失司,因其病程较短,内虚之象不明显,治疗时需要抓住湿热为患之重点,治以清热利湿为主。方中茵陈、车前子、车前草、六一散清利肝胆湿热,蒲公英、小蓟清热解毒,佐以藿香芳香化湿,泽兰活血利水,大枣健脾调中,以防苦寒伤胃,药后湿热渐减,酌加杏仁、橘红行气化痰,当归、赤芍、白芍养血柔肝,凉血活血,焦四仙消导开胃,以期彻底清除湿热之邪,继而调理肝脾,以防湿热内生之患。佐加芳香化湿之品有助于湿邪去除更加彻底。

学生:老师,一般来说急性病毒性肝炎在春季和秋季好发,而中医理论认为,肝在五行中属木,与春季相应,通于春气,春季养生重在养肝。能否请您讲讲急性病毒性肝炎患者春季应该如何养肝呢?

老师:中医学认为,肝在五行中属木,与春季相应,通于春气。类比春天树木生长伸展和生机勃发的特性,肝同样具有条达疏畅、升发生长的特性。肝气疏通、畅达则全身气机条达,进而推动人体全身血液、营养物质运送到各个脏器,促进消化系统正常工作,胆汁的分泌、排泄以及调节人的情志等。春季万物复苏、阳气始发,人的肝气亦变得旺盛。若肝气不顺,与春天的生化之气不相合,就会导致肝气升发太过,进而肝气上逆、气郁化火、肝阳偏亢、肝风内动,出现烦躁、易怒、眩晕、面赤,甚至中风昏厥等症状,这也是诸多肝脏疾病容易在春天加重和复发的原因;另一方面,利用春季人体功能的生发特性,正是保持肝气升举、调畅体内气机的最佳时节,故春季最宜养肝。

那么,春季如何来养肝? 简而言之,谨记"三少三多"。

1. 少"壮火",多"少火"

中医的"火"是人体保持气血平衡的一种状态,如果"火候"掌握不好,有所偏盛或亏虚,就会导致疾病的发生。《黄帝内经》有"少火生气,壮火食气"的理论。通俗来理解,"少火"就是人体的正常生理之火,是维持生命活动的动力,从而供给人体所必需的能量;而超过人体生理需求的火便为"壮火",属于病理之火,会消耗人体正气,导致疾病发生。

肝为阴脏,其性质是喜润喜柔,用阳喜温升、喜条达。按照中医学"体阴而用阳"的道理,养肝一方面要适量选用温和补养之品,寓以"少火"之意,维护肝脏的正常生理功能;另一方面需注意少用助火之品,以免"壮火"食气,形成阴虚阳亢。"壮火食气"多见于嗜美食厚味、醇酒辛辣之人,因此春季养肝提倡多食谷、菽、菜、果等素食,用口味清淡的天然食品养肝滋阴。

对于本身存在"壮火"体质的人,如有烦躁易怒、面红目赤、头昏脑胀等表现,可适当清火,但要避免使用大寒之品,不妨试试清肝饮(夏枯草5g、薄荷3g、白菊花5g,用沸水泡5分钟,代茶饮),既可以清肝明目,又可以疏肝解郁,是普遍适宜的清肝降火茶饮方。

2. 少酸增甘

春季应少酸增甘。孙思邈《千金食治》记载:"春七十二日,省酸增甘,以养脾气。"根据中医五行学说,肝与酸相应,脾与甘相应;肝气过旺会制约脾的功能,出现头晕、头痛、食欲不振等一系列症状。因此,春季养肝应遵循"少酸增甘"的原则,可以抑制肝气过于亢盛,同时培补脾气的亏虚。

当然"少酸增甘"不是单纯地少吃酸味食物,多吃甘甜味食物,这里所说的"酸"和"甘"是从中医五行角度出发,凡是属收敛、固涩作用的食物皆归为酸味,如石榴、覆盆子等;具备补益、健脾、和缓作用的食物归为甘味,如山药、扁豆、核桃、菜花、莴笋、黑米、燕麦等。春季饮食多以健脾益气为主,可选用大枣、山药、扁豆、瘦肉、鱼类、蜂蜜、姜、大麦、小麦等具备补益和缓功效的食物,搭配新鲜蔬菜以疏肝理气。

3. 少怒多动

在春季保持心情舒畅和较高的运动量,更有利于机体适应春季的升发之象。情志状态是肝疏泄功能正常与否的关键因素。中医认为怒伤肝,发怒、生闷气都易使肝气郁结,导致气郁化火,也就是人们常说的"肝火",引发血压升高、头痛、头晕、中风、神志不清等肝火上炎的症状。

运动是促进气血调和、疏肝降火、气机升降协调的好方法,人们要利用大好春光,多进行户外活动。周末踏青、郊游,观赏自然界的绿色植物,吐故纳新,强身健体,又可以实现怡情养肝之目的。

另外,结合肝与春季的特性,晨起小负荷有氧运动约半小时,晚11时前入睡,也是利于保持良好情绪、颐养肝脏的好方法。

清 肝 饮

【组成】夏枯草5g、薄荷3g、白菊花5g。

【方法】沸水泡5分钟。

【功效】既可以清肝明目,又可以疏肝解郁。

【适用人群】普遍适宜的清肝降火茶饮方。

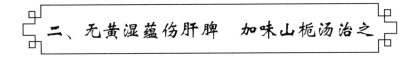

二、无黄湿蕴伤肝脾　加味山栀汤治之

【案例回顾】

杜某,男性,47岁,以"发现肝功能异常3天"于2011年3月28日就诊并入院。患者3天前因饮酒后出现"荨麻疹"而就诊于外院,发现肝功能异常,随后转诊至我院,复查肝功能损害加重而住院治疗。刻下:觉稍乏力,纳可寐安,二便自调;舌红苔薄黄腻,脉弦滑。自诉每年体检乙肝病毒标志物均阴性。有长期饮酒史。查体无阳性体征。肝功能:TBil 27.1μmol/L,DBil 9.9μmol/L,ALT 2 422U/L,AST 1 350U/L,GGT 341U/L,ALP 166U/L;乙肝病毒标志物:HBsAg(+),HBeAg(+),HBcAb(+)。B超:慢性肝实质损害伴肝内实性稍强回声结节。入院后查 HBV-DNA 2.55×10^5IU/ml,HBcIgM(+)。甲、丙、戊肝抗体(−),AFP及PT正常。

西医诊断:急性病毒性肝炎(急性无黄疸性肝炎);酒精性肝炎。缘于患者平素嗜酒,湿热内蕴,伤及肝脾,复感湿热疫毒而致。

中医证属湿热内蕴里证,治宜清热利湿,疏肝凉血;方选加味焦山栀汤化裁。

处方:焦栀子45g、郁金10g、白花蛇舌草15g、苍术15g、白术15g、玉米须 20g、茵陈 30g、茯苓 15g、猪苓 15g、赤芍 15g、丹参 15g、玄参 10g、藿香 10g、柴胡 10g、生甘草 5g。每日 1 剂，水煎早、晚服；并予甘草酸二铵注射液、谷胱甘肽及肝水解肽等保肝治疗。

【师生问答】

学生：老师，本案也是一例急性无黄疸性肝炎，只是患者既往有长期嗜酒病史。临床上很多医生对于黄疸性肝炎比较重视，理解也比较深，但是对于无黄疸性肝炎就不太重视，请您讲一下中医对有关急性无黄疸性肝炎的认识，帮我们加深印象吧。

老师：好的。确实有你说的这种情况。中医或中西医结合治疗急性黄疸性肝炎获得良好疗效已屡见报道，但治疗急性无黄疸性肝炎报道较少，很多医生对于急性无黄疸性肝炎重视不够。

急性无黄疸性肝炎属中医"胁痛""郁病""肝胃气痛""湿病""积聚"范围，以乏力、恶心、胁痛、脘腹胀满为特征。其病机多由饮食不节，脾失健运，湿郁化热，疫毒入侵肝胆、郁阻中焦，致湿困脾阳，肝失条达。因此本病湿热疫毒为致病主因，脾虚湿盛为发病的关键。治疗以清热利湿、凉血解毒、兼以疏肝健脾为主，其中渗湿利水为治疗大法，正如《景岳全书》所说"治湿不利小便，非其治也"。

湿热疫毒为急性病毒性肝炎的病因，黄疸型和无黄疸型皆属湿热疫毒所致，但伤人有气血轻重之别。有黄疸型者湿热较重，多偏于血分，病位较深；而无黄疸者湿热较轻，多偏于气分，病位较浅；治疗以清热利湿解毒为主贯穿整个病程。

焦山栀汤系列方治疗该病，疗效显著。焦山栀汤以焦栀子、白花蛇舌草、郁金、茵陈、玉米须等组成。其中君药焦栀子味甘、淡，性寒，归肝、三焦经，其主要功能为清利湿热，泄三焦，清肝，利膀胱湿热，特点是口感较好，重用不伤脾胃，易为患者所接受，一般用量偏大；白花蛇舌草、郁金相须为用，加强焦栀子清热解毒、利胆退黄、凉血活血之功；配伍玉米须、茵陈等共同清泄三焦之火，利膀胱湿热，使湿热从小便而解。

本方用药多归属肝胆诸经，其清利肝胆湿热作用强。临证在焦山栀汤基础上化裁以应各种证型，或加疏风解表，或加疏肝理气，或加重清热利湿凉血，或加清热解毒凉血养阴，或加辛香化湿、淡渗利湿，疗效显著。

【案例回顾】

上方加减服 16 剂后复诊,症状平顺,舌略红苔薄白,脉弦滑;肝功能明显好转,方契病机,邪气受挫,正气损伤,治继前法,酌加健脾。

处方:焦栀子 30g、郁金 10g、白花蛇舌草 15g、玉米须 20g、茯苓 15g、赤芍 15g、丹参 15g、玄参 10g、藿香 10g、太子参 15g、黄芪 15g、生甘草 5g。

其后复查乙肝病毒标志物:HBsAg(+),HBeAb(+),HBcAb(+),HBV-DNA(-);上方续服 9 剂后于 2011 年 4 月 26 日带药出院,出院前肝功能:ALT 91U/L,AST 30U/L,GGT 156U/L。随后门诊随访。

2011 年 5 月 10 日复诊时,症平,舌淡红苔薄白,脉弦细尺弱。考虑湿热残留,脾肾亏虚,治守益气健脾温肾,兼清湿热余邪。

处方:焦栀子 15g、郁金 10g、白花蛇舌草 15g、玉米须 15g、薏苡仁 15g、黄芪 30g、炒白术 10g、丹参 15g、藿香 10g、淫羊藿 10g、肉苁蓉 10g、麦芽 10g、砂仁 5g、甘草 5g。上药加减间断服用 3 个月。5 月 19 日复查肝功能在正常范围,HBsAg(-),HBeAb(+),HBcAb(+);持续随访。2011 年 7 月 30 日及 10 月 6 日两次复查 HBsAb 阳性,分别为 17.398mIU/ml,55.462mIU/ml;病告痊愈。

学生:老师,临床治疗本病时注重"两预防",可以请您谈一下吗?

老师:好的。临证时本病时多强调"两预防",即预防重症化和慢性化。这两个方面是相辅相成的,平时要加以重视。

1. 预防重症化

疾病早期对急性者的分传表证,则及早取微汗以祛邪从表而解;但里不表证,应及早用凉肝胆、泻三焦、利膀胱,导邪从水道而去,邪有所出路以防疫毒内陷,皆可预防急黄(肝衰竭)之发生。疾病进展期见湿热及热毒者,在清热利湿等治疗基础上及早用重剂泻火解毒、凉血救阴,直折肆逆之肝火,通泄三焦的热毒,拯救受逼之营阴,以防"火热愈漫,毒陷愈深",控制急黄变生。

2. 预防慢性化

"预防慢性化"贯穿进展期和恢复期。疫毒邪留于肝与脏腑功能失调是疾病从急性向慢性发展的主要病机。当肝炎疫毒伏郁里发时,重在清里解毒,予以焦山栀汤系列方以尽早导邪从里清利,是防止邪留于肝向慢性肝炎发展的要领。若兼见肝郁脾滞者,选用藿枳汤以防肝失疏泄、脾失健运、停痰致瘀而发展为慢性肝炎;兼见肝郁化火者取金橘汤泄热降火解郁养阴,湿热化火者用芩连汤清利解毒,两者可防止肝火耗劫营阴,熬痰灼瘀而致慢性化。此外恢复期调补肝脾肾为主、祛邪为辅的原则皆是防治肝炎向慢性发展的关键。

学生:老师,《金匮要略》讲"见肝之病,知肝传脾,当先实脾",方中有些药物为苦寒之药,长期使用会有"败胃"之虞,平时处方时应如何处理呢?

老师:临床治疗本病注重清热利湿解毒法的应用,但方剂中却少用苦寒直折之药,常配以健脾和胃之品,其既可有效防止清利寒凉药物损伤中阳,克伐生发之气,又可预防肝木乘脾,致使湿困脾胃,浊邪不化,脾胃运化功能日衰,而致肝病迁延不愈。体现了《金匮要略》"见肝之病,知肝传脾,当先实脾"的辨治特点。临证所见"阴黄"患者为湿热疫毒加于脾阳不振,寒湿内蕴之躯或过用苦寒之剂伤及脾阳而致,治疗须清热利湿、温脾化湿并用。这里举一个他医误用苦寒方药导致患者病情加重的案例,希望能加深印象。

误治案例——用苦寒方药导致患者病情加重

患者俞某,女,33岁,患者因黄疸、厌油腻、不欲食、倦怠乏力半个月在当地医院就诊,诊断为急性甲型无黄疸型病毒性肝炎,遂住院治疗。静脉滴注葡萄糖氯化钠注射液、能量合剂、维生素等,同时服用苦寒类中药治疗。经治半个月病情不见好转,黄疸不退,厌食纳少,食入即吐,饮水亦吐。遂转本院,诊断同前,输液后即腹部胀闷更甚,呕吐清水稀涎,饮食俱废。因病情危重已下"病危"通知。特请中医会诊,症见:目黄、身黄、尿黄,形体瘦弱,语言低怯,面目虚浮,腹软,肝大,约于肋下2cm可触及,质软,轻压痛,脾不大,双下肢轻度水肿,脉缓弱,舌淡嫩白苔水滑。实验室检查:TBil 531μmol/L,DBil 368μmol/L,PTA 68%,ALT 89U/L,AST 74U/L,ALP 68U/L,TP 68g/L。

西医诊断:急性淤胆型肝炎。

中医诊断:阴黄。方用吴茱萸汤以降阴浊,使肝胃之气和降以平吐逆。

处方：人参 10g、吴茱萸 10g、制半夏 10g、大枣 30g、生姜 10g。水煎得汁 200ml，多次频服。翌日复诊呕吐止，又服 3 剂知饥欲食。后以逍遥散等调理半个月，纳食正常，查肝功能基本正常，黄疸已尽，主动出院，随诊半年无异常。

此病例给人的启发是，在今后的临证中不要遇到病毒性肝炎不加辨证就大剂量苦寒药物，以防伤及中焦，变生他证，切记。

学生：老师，我知道了。处方时要注意保护中焦脾胃，否则病将迁延难愈。另外，针对急性无黄疸性肝炎，中医讲饮食调摄很重要，但也需要进行辨证处方，您是如何建议的？

老师：急性无黄疸性肝炎的治疗，除了注意休息、清淡饮食、护肝等治疗外，也可结合中医的辨证论治及饮食疗法，这些治疗均应在专科医生的指导下进行。饮食调养是急性无黄疸性肝炎治疗中的重要方法之一，饮食应以适应患者口味的清淡饮食为宜。根据患者食欲情况，可先用新鲜、营养丰富、易于消化的食物，如恶心、食欲差等症状明显，则应少食多餐。根据辨证，在发病早期可多吃具有清热祛湿、健脾利尿作用的食物或药食两用之品，如萝卜、蘑菇、水芹、西红柿、泥鳅、麦芽、葡萄、砂仁、白术、陈皮、茯苓、山药、薏苡仁、白扁豆等，少食动物油、奶油等，少食红薯、牛奶、豆浆等胀气食物，在恢复期食欲增大时，忌暴饮暴食。

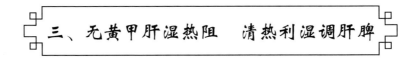

三、无黄甲肝湿热阻 清热利湿调肝脾

【案例回顾】

李某，女，19 岁，初诊日期 2014 年 9 月 16 日。主诉：腹胀、恶心 1 周。

现病史：患者于 1 周前外出春游，淋雨后出现恶寒，回家后自服"感冒灵"片，恶寒消失，继而感倦怠乏力，不思饮食、腹胀，伴恶心厌油及小便黄，再服"感冒灵"无效，继服"藿香正气丸"2 包，腹胀、恶心较前好转，遂来院就诊。检查：查巩膜不黄，心肺（-），肝于肋下 2cm 处可触及，有触痛，肝区叩击痛(+),舌质淡、苔白微腻,脉缓。实验室检查示:ALT 169U/L,AST 89U/L,甲型肝炎(简称甲肝)抗体(+),乙型肝炎(简称乙肝)、丙型肝炎(简称丙肝)及戊型肝炎(简称戊肝)相关抗体阴性。

西医诊断:急性病毒性肝炎(急性无黄疸性肝炎)。

中医辨证:湿热中阻,肝脾不和。

治法以清利湿热,活血解毒。

处方:茵陈30g、蒲公英30g、小蓟30g、藿香10g、泽兰15g、六一散(包煎)15g、车前子(包煎)15g、车前草15g、大枣7枚。

【师生问答】

学生:老师,"无黄"与"阳黄"均因湿热为患,为何有的出现黄疸有的不出现黄疸呢?

老师:湿热有轻重,气血要分清。一般"无黄"湿热较轻,而"阳黄"湿热较重。湿热内侵阻于上中焦或中下焦或弥漫三焦,症状表现虽然各有特点,但是肝病犯脾是一致的,故均以中州失运为主证。若湿热瘀阻偏于气分,胆汁尚能循其常道而滑利,可以不出现黄疸。若湿热入于血分瘀阻血脉,则胆汁外溢就会出现黄疸。概括地说,两者湿热程度轻重有别,无黄轻而阳黄重;湿热浸渍瘀阻的深浅也有别,无黄偏于气分,阳黄偏血分,所以在治疗上,无黄则清利宜轻而偏于治气,阳黄清利宜重而偏于治血。

学生:老师,本案患者纳差、恶心作吐,腹胀胁痛,舌苔黄腻,脉细滑,证属湿热中阻,苔黄腻说明湿热较重,脉细为内虚之象,滑为湿困之征,湿稍重而正亦虚,以祛邪为主,那么如何处理湿重而正亦虚的关系呢?

老师:从整个治疗过程来看,以疏肝健脾、养血和胃扶正为主,用药如焦白术、香附、郁金、藿香、续断、当归、白芍、焦四仙,佐以茵陈、黄芩而祛余邪。并根据患者的具体情况和发展的不同阶段,突出治疗的重点,以获取良好的疗效。

学生:那本案患者出现脾虚症状,考虑为肝脾不调之证。您对肝脾失调是如何认识的?临床上选取什么方剂加减治疗?

老师:肝脾不调是指肝脾两脏功能失调引起的一系列症状而言的。

11

肝属木,脾属土,木能疏土,若愤怒伤肝,忧郁思虑伤脾,肝脾不和,土木气郁,可出现木郁陷土之证;木赖土培,若土虚木乘,可致肝强脾弱;若肝失疏泄,脾失健运,肝脾失调,可见肝郁脾虚血少之证,证候不同,诊治有别。例如,肝气克脾,大多是因为脾气先虚,导致肝气来乘,既可见脾虚之证,又可见肝气横逆之征,重在补土泄木,尤以补土为主,佐以泄木,应多用六君子汤培土,所谓"肝为木气,全赖土以滋培",但运用六君子汤补土却有变通,具体如下:

1. 脾虚湿盛,白术不可多用,以防壅滞。

2. 禁用苦泄沉降之品,以免伤及脾气。

3. 把抑木扶土与疏肝理脾法区分清楚。

如果病程过程中肝气横逆而克犯脾土,即所谓的"实则乘其所胜,或侮其所不胜",与前面所述的脾虚肝克证治不同,前者以脾虚为主,本证属肝实为急,在临床上多选用痛泻要方加减治疗,以白芍酸收平肝急,防风辛散疏肝缓脾,陈皮理气和中,重在抑肝木之横逆,配合白术健脾以扶土,是以有抑木扶土之用;对于脾虚肝郁血少之证,多运用以逍遥散加减,需要指出的是运用本方需要先理解其适应证,肝阴已伤的患者,不可执逍遥散为定法,宜增损变通,同时对于肝郁初期,本脏本经自病,其效不如四逆散疏达轻扬为快,升降得体,在临床上运用需要明辨。

好,来看复诊情况:

二诊:患者服用上药 11 剂后,临床症状基本消失,偶见胃痛,舌苔薄白,舌尖红,脉细滑。复查肝功能:ALT 85U/L,AST 59U/L。予上方加当归 12g 继续服用。

三诊:患者自述背痛、胃胀,舌苔薄白,脉滑,腹平软,肝脾未触及,叩痛(−)。复查肝功能:ALT 和 AST 正常。

处方:茵陈 15g、蒲公英 15g、车前子(包煎)12g、车前草 12g、藿香 10g、泽兰 12g、小蓟 15g、当归 10g、川芎 15g、木香 10g、砂仁 6g。

四诊:患者述腹胀、便干、胁痛、背痛、乏力、食纳不香,舌苔薄白,脉细滑,复查肝功能:ALT 和 AST 保持正常,证属肝郁脾虚。

处方:茵陈 12g、黄芩 10g、焦白术 10g、藿香 10g、白芍 15g、当归 10g、香附 10g、郁金 10g、续断 10g、泽兰 10g、瓜蒌 15g、焦四仙 30g。另予乌鸡白凤丸 10 丸,每日中午服 1 丸。

五诊:按上方稍事加减继续服用,自觉仍有腹胀,纳食仍不香,腹平软,肝脾未触及,复查肝功能正常。嘱患者服舒肝丸、乌鸡白凤丸以巩固疗效。

学生:本案患者出现肝郁脾虚之证,是不是平时更应该食用一些健脾化湿的食物呢?

老师:是的。《金匮要略·脏腑经络先后病脉证》篇说:"见肝之病,知肝传脾,当先实脾。"肝与脾通处中焦,且互相毗邻。在生理上土得木而达,木得土而旺。在病理上,肝升发太过,横逆可以乘脾,影响脾的运化功能。病毒性肝炎系湿热毒邪,导致肝之疏泄功能失司,木旺则乘脾土,导致脾胃运化功能受损,脾虚湿浊内生,故而出现恶心、纳呆、舌苔厚腻、大便不实等表现。正如《血证论》中所说:"木之性主于疏泄,食气入胃,全赖肝木之气以疏泄之,而水谷乃化;设肝之清阳不升,则不能疏泄水谷,渗泄中满之症在所难免。"另外,治疗病毒性肝炎的药物多为清热利湿解毒之药,多属寒凉,久用有"苦寒败胃之虞",因此中医认为这些病毒性肝炎患者如存在脾虚湿蕴证候时,则要择食一些具有健脾化湿作用的食物,如山药、茯苓、土茯苓、薏苡仁、白扁豆、冬瓜、赤小豆、莲子等。其中山药别名怀山、薯蓣,味甘,性平,无毒,有益肾气、强筋骨、健脾胃、止泻痢、化痰涎、润皮毛、治泄精、疗健忘等功效,是一种上等的保健食品及中药材。茯苓味甘、淡,性平,具有利水渗湿、益脾和胃、宁心安神之功用,现代研究亦表明茯苓能增强免疫力,所以肝病患者可多食用山药、茯苓等食物。

学生:老师,本案方中已经使用了很多清热利湿药,为什么还要用黄芩,会苦寒败胃吗?

老师:黄芩在临床应用上历史悠久,而且用途很广。其别名山茶根、土金茶根,味苦,性寒。《神农本草经》将其列为中品。黄芩以根入药,并入选中国国家重点保护野生药材物种名录,有清热燥湿,凉血安胎,解毒的功效。黄芩在临床应用中,其抗菌效果比黄连还好,而且不产生耐药性。在中草药中,黄芩具有很高的价值,许多医学典籍中,对其的功效都有过详细的叙述。如《药对》言:"黄芩,得厚朴、黄连止腹痛,得五味子、紫参、牡蛎令人有子,得黄芪、白蔹、赤小豆疗鼠瘘。"另有《神农本草经疏》中记载:"黄芩,其性清肃,所以除邪,味苦所以燥湿;阴寒所以胜热,故主诸热。"此外,黄芩还常用于治疗妇产科病症,元代朱丹溪称它为"安胎圣

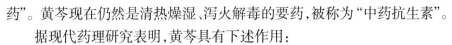

药"。黄芩现在仍然是清热燥湿、泻火解毒的要药,被称为"中药抗生素"。

据现代药理研究表明,黄芩具有下述作用:

1. 抗炎作用

黄芩苷、黄芩苷元均能抑制过敏性之浮肿及炎症,两者并能降低耳毛细血管的通透性。

2. 抗微生物作用

黄芩有较广的抗菌谱,在试管内对痢疾杆菌、白喉杆菌、铜绿假单胞菌、葡萄球菌、链球菌、肺炎双球菌以及脑膜炎球菌等均有抑制作用。

3. 降压、利尿作用

黄芩酊剂、浸剂、煎剂、醇或水提取物、黄芩苷均可引起降压作用。浸剂口服能降低正常及慢性肾性高血压,酊剂可使神经性高血压回至正常。

4. 对血脂及血糖的作用

黄芩能使血糖轻度上升。

5. 和胆,解痉作用

黄芩酊剂、煎剂对在位肠管有明显的抑制作用,酊剂可拮抗毛果芸香碱引起的肠管运动增强现象。

6. 镇静作用

黄芩苷能加强大脑皮层抑制过程,可用于神经兴奋性增高及失眠的高血压患者。

7. 抗癌作用

黄芩能够一定程度上抑制癌细胞的产生和扩散。

说到黄芩,还有这样一个传说,即黄芩这味中药是李时珍的救命药。相传李时珍十六岁时,突患急病,咳嗽不止,久治不愈,方圆百里的名医都束手无策。眼看李时珍危在旦夕之际,村里来了一位云游道士。道士给李时珍诊了脉象后说,此病只需服用黄芩一两加水两盅,煎至一盅,服用半月即可痊愈。时珍的父母半信半疑地按方煎药。半个月之后,李时珍身热全退,痰多咳嗽的症状也消失了,身体逐渐恢复健康。一味黄芩居然起到了立竿见影的治疗效果。李时珍深感中国医学的神奇,更对这位身怀绝技的道士钦佩不已。从此,便跟随道人刻苦钻研医学,读遍历代医书,最终成为医林一代宗师。在他编著的《本草纲目》中,李时珍对黄芩这味中药推崇备至,称之为"药中肯綮,如鼓应桴,医中之妙,有如此哉!"

黄芩具有明显的清热燥湿作用,对于湿热蕴藉所致的病证均可以使用,且作用确切。那么黄芩会不会苦寒败胃呢? 临床使用时尽量避免长时间使用,以免苦寒太过,伤及脾胃功能,变生他证。

学生:老师,本案患者兼有肝郁脾虚,可能夹杂着情绪的异常,对于急性病毒性肝炎患者,是不是情绪也是调治的重点?

老师:中医讲七情可以致病。对于肝病患者,情绪和肝病的预后有很大的关系。本案患者发病节气为秋季,而秋季对于肝病的保养很重要。中医认为,肝为木脏,肝属风,风气应于肝,与天之风气相应。肝怕金,因金克木,金应季为秋天,肝在秋季最要注意保养。秋季气候干燥,机体阴津易亏,此时肝病患者宜注意养阴。中医的五脏分别对应五种情绪,分别是怒、喜、思、悲、恐。其中,肝脏对应的是"怒",正所谓"怒伤肝",长期精神抑郁或突然怒火中烧都会导致肝脏气血失调,影响肝的疏泄功能。容易发脾气、动怒的人,属于肝火旺盛,"怒易生火,易伤肝脏",会引起肝气在体内堆积,从而导致肝气郁结,气血不畅。因此尽量不要生气,调整好情绪,保持乐观健康的心态。同时特别强调作息有律、起居有常。中医的子午流注中提到:肝胆之气在晚上11点至凌晨3点最盛,各个脏腑的血液都经过肝,此刻肝脏的解毒作用也达到了最高峰。因此,人在此时也应顺应自然,保证充足的休息。此外,中医认为"人卧则血归于肝"。因此,养肝的最佳方式就是好好休息。平时工作避免过度劳累,及时休息补充体能,也让肝脏能发挥其调节气血的作用,以消除疲劳的感觉。

学生:谢谢老师!

第二节 急性病毒性肝炎
(急性黄疸性肝炎)

急性病毒性肝炎是由肝炎病毒引起的一种急性消化道传染病。临床表现为起病急,食欲减退,厌油腻,乏力,上腹部不适,肝区隐痛,恶心,呕吐,部分患者畏寒发热,继而尿色加深,但无巩膜、皮肤等出现黄疸;诊断为无黄疸的急性病毒性肝炎。急性无黄疸型肝炎属中医学"胁痛""郁证""积聚""臌胀",有时可归为"阴黄"等范畴。

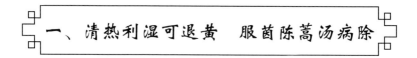

一、清热利湿可退黄 服茵陈蒿汤病除

这是一例急性黄疸性肝炎,中医为黄疸(阳黄)。

【案例回顾】

孙某,男性,22岁,初诊日期2012年11月18日。

主诉:皮肤、眼目发黄,大便灰白色1个月余。

现病史:患者1个月前出现皮肤及巩膜开始发黄,溲黄,纳呆。生化检查:TBil 76.2μmol/L,DBil 65μmol/L,ALT 150U/L,AST 126U/L。乙肝病毒标志物:HBsAg、HBeAg和HBeAb均阳性,HBsAb阴性。甲、丙肝抗体均阴性。中医诊断:黄疸(阳黄);西医诊断:急性黄疸性肝炎(乙型肝炎)。辨证:湿热蕴结,肝郁脾虚。治法:清热利湿,泻下通便,疏肝健脾。

处方:茵陈30g、焦栀子10g、生大黄(后下)10g、炒白术10g、茯苓15g、泽泻15g、生山楂15g、金钱草15g、香附9g、郁金9g、牡丹皮9g、白芍12g、赤芍12g。水煎服。

【师生问答】

学生:老师,本案患者出现的黄疸症状,中医认为黄疸的病因分为外感和内伤两个方面,外感多是由于湿热疫毒所致,所以治疗上仅仅是清热化湿即可,就不需要辨证吗?

老师:对于急性病毒性肝炎患者,有黄疸者,多隶属于中医"黄疸"范畴。本病的发生,中医认为多因感受湿热时邪,由表入里,郁而不达,内阻中焦,脾胃运化失调,湿热交蒸,上不得越,下不得泄,熏蒸肝胆,肝失疏泄,胆液不循常道,渗入血液,浸淫肌肤,下流膀胱所致。由于急性病毒性肝炎病程短,患者正气未损,一般预后良好。

所以,对于急性黄疸性肝炎治疗上宜简不宜繁,多可以遵循清热利湿为主要治则。但考虑到湿热时邪的湿热有轻重程度之分,故临床辨证也有热重于湿及湿重于热之分,但不可只用一法一方始终不变,应根据患者病变的不同时期分阶段治疗。

比如疾病的初期属于邪盛阶段,虽有脾失健运之候,但因湿阻中焦,损伤脾胃,故治疗上不宜补脾,更不能滋阴,因补脾和滋阴均有留邪之弊端,使湿热之邪更难于祛除,而致使病证缠绵难愈。所以急性期务必以清热利湿为主,以求邪祛正复,经过治疗后,主要症状基本消失,肝功能接近正常,为邪祛而正气未复,则可以改用调理肝脾之法,正如本案患者最后采用健脾疏肝类药物治疗,取得最终成功。

好,我们来看治疗后的情况。

患者服药 10 剂后黄疸明显减轻,自觉症状缓解;继续服上方 10 剂,黄疸消退,症平。复查肝功能:TBil 36.2μmol/L,DBil 25μmol/L,ALT 50U/L,AST 46U/L。上方去泽泻、金钱草,加生地 9g、炙甘草 6g,继服 10 剂,复查肝功正常。查体:腹平软,肝脾未触及。

学生:老师,根据其治疗情况看,以利胆清热化湿为法,药证相符,服药 10 剂,症状明显减轻。黄疸与湿邪关系如此密切,请您谈一下临证的体会?

老师:好的。黄疸与湿邪关系密切,可以说黄疸的病机关键是湿。正如《金匮要略·黄疸病脉证并治》指出"黄家所得,从湿得之"。由于湿阻中焦,脾胃升降功能失常,影响肝胆的疏泄,以致胆液不循常道而渗于血液,溢于肌肤而发生黄疸。黄疸是以身黄、目黄、小便黄为主症;其辨证应以阴阳为纲。阳黄以湿热为主,又有热重于湿与湿重于热之别,阴黄以寒湿为主。治疗大法,主要以化湿邪利小便,化湿可以退黄,属于湿热的清热化湿,必要时还当同时通利腑气,以使湿热下泄。利小便主要是通过淡渗利湿,以达到湿祛黄退的目的。也如《金匮要略·黄疸病脉证并治》所说"诸病黄家,但利其小便"。

学生:老师,本案是选取茵陈蒿汤加减治疗的,我们知道茵陈蒿汤是治疗湿热黄疸的著名方剂,出于《伤寒论·辨阳明病脉证并治》,您能否讲一下其临床应用?

老师:茵陈蒿汤为治疗湿热黄疸之第一要方,故临床多用于治疗阳黄。正如《伤寒论·辨阳明病脉证并治》所说"伤寒七八日,身黄如橘子色,小便不利,腹微满者,茵陈蒿汤主之",茵陈蒿汤其功效为历代医家所证实,适用于肝胆湿热型黄疸,其病因为湿邪与瘀热蕴结于里。湿邪与瘀热郁蒸肌肤,则一身面目俱黄;湿郁不行,则小便不利而腹胀满;口渴、舌苔黄腻,脉滑数,皆为湿热内郁之象。治宜清热利湿退黄。方中重用茵陈为君,以其最善清利湿热,退黄疸;以栀子为臣,通利三焦之热,导湿热下行,引湿热自小便出;以大黄为佐,泄热逐瘀,通利大便。三药合用,使湿热瘀滞下泄,黄疸自退,正如《伤寒论》原方后注"小便当利,尿如皂荚汁状,色正赤,一宿腹减,黄从小便去也"。

现代药理研究表明,本方组成中三药均具有促进胆汁分泌和迟缓奥迪括约肌的效果,合用后,能够对抗胆汁郁滞因子,其催胆、利胆作用比单药作用大为增强,特别是大黄对茵陈和栀子利胆效应的增强作用不可小视,并提示本方的利胆作用主要在于促进毛细胆管胆汁的形成。通过正交设计法拆方研究分析发现,大黄具有最强的利胆效果,而栀子降低奥迪括约肌张力的作用最佳,三药配伍,其增加胆汁流量和降低奥迪括约肌张力的作用最强。

因此,茵陈蒿汤的上述作用体现了该方解肝胆之郁,而奏疏泄胆液、利湿、退热、清黄之功。实验还表明生大黄利胆作用较熟大黄为优,出现时间也较早,煎煮时也应后下,以一沸为度。同时,实验还表明,本方所含三药均有不同程度的抗病毒、抗细菌、抗真菌作用。茵陈具有一定的抗菌作用,尤其是抗真菌作用较强,大黄则对多种细菌均有强大的抑制作用,尤其是对肠道病毒抑制作用更明显。同时,三药还具有不同程度的解热镇痛作用。对于炎症反应,茵陈素、栀子水提取物、大黄水提取物均有明显的抑制作用。茵陈还具有降压、抗凝及促进纤维蛋白溶解的作用。

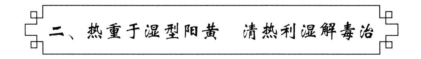

二、热重于湿型阳黄　清热利湿解毒治

【案例回顾】

李某,男性,38 岁,初诊日期 2009 年 5 月 6 日。主诉:恶心,纳差,腹胀,乏力,尿黄 5 天,面目发黄 2 天。诊时症见:身目俱黄,黄色鲜明如橘色,胁痛腹胀,恶心呕吐,纳差,乏力,大便干结,小便黄赤,舌红苔黄腻,脉弦数。肝功能检查:TBil 32μmol/L,ALT 360U/L,乙肝系列均呈阴性。

西医诊断:急性黄疸性肝炎(甲型肝炎)。

中医诊断:阳黄,证属热重于湿型。治宜清热利湿,解毒疏肝。

处方:茵陈(后下)30g,金钱草 30g、板蓝根 30g、土茯苓 30g、大黄 10g、焦栀子 10g、柴胡 10g、竹茹 10g、枳壳 10g、白芍 15g、焦三仙各 12g。水煎服,每日 1 剂。

服药 7 剂后,恶心呕吐止,食纳大增,胁痛腹胀明显减轻,大便通畅,小便淡黄,前方去竹茹,再服 7 剂后,身目发黄全退,食纳正常,腹胀除,胁痛止,精神佳,小便清,效不更方,服药 20 天后,患者自觉症状、体征完全消失,复查肝功能无异常,病告痊愈。

【师生问答】

学生:老师,本案属于急性病毒性肝炎中的急性黄疸性肝炎,您用的是茵陈退黄汤治疗,本方是治疗湿热黄疸的常选取的方剂,也包含茵陈蒿汤的影子,您在临床上使用本方一般如何加减呢?

老师:本方脱胎于张仲景的茵陈蒿汤,但仅仅靠茵陈蒿汤作用较弱,所以需进行加减。

急性黄疸性肝炎按其病因、病机和证候多属于中医阳黄范畴。黄疸的形成是由于感受湿热,湿热蕴结于脾胃,熏蒸肝胆,致使肝失疏泄,胆汁不循其道,上侵眼目,外溢肌肤,下流膀胱,致使身目小便俱黄。临床上阳黄常分为热重于湿或湿重于热两型论治,但据临床观察,很多患者的湿与热的症状表现并不典型,加上部分患者叙述不清,给辨证分型用药带来一定困难。

本方具体由茵陈(后下)30~60g,金钱草、板蓝根、土茯苓各 30g,焦栀子 10g,大黄 10g,白芍 15g,五味子 15g 组成。方中茵陈为治疗黄疸专药,能清泄肝胆郁热,且能利湿退黄。治疗黄疸需为湿热邪毒找出路,如利肝胆用茵陈配金钱草;焦栀子清利三焦湿热,茵陈配栀子可使湿热从小便而出;大黄降泄瘀热,茵陈配大黄可使瘀热从大便而解;土茯苓、板蓝根清热解毒,柴胡、白芍疏肝理气止痛,诸药合用共同清热利湿,解毒疏肝,为治疗阳黄之良方。

本方可随症加减:热毒偏盛者加蒲公英、大青叶;湿热偏盛者加黄柏、滑石;腹胀者加枳壳、木香;恶心、呕吐者加竹茹、半夏;肝大触痛者加丹参、元胡;纳差者加焦三仙。每日 1 剂,水煎至 300ml,早、晚分服。皆以10 剂为 1 个疗程,有效者最多服药 6 个疗程。

学生：老师，黄疸乃湿热为患，一般治疗用清热利湿就可以了，为什么要用大黄呢，我们中药学课程中是将大黄归到泻下药的，大黄在茵陈蒿汤中有什么作用呢？大黄能直接退黄吗？

老师：这个问题问得好。张仲景认为黄疸是"脾色必黄，瘀热以行"，是"瘀热在里"，在黄疸形成的机制上更强调了"小便不通""不利""从湿得之"，在治法上突出了"诸病黄家但利其小便"，即用茵陈蒿汤使"黄从小便出"，"小便当利"。所以很多医生认为治疗湿热黄疸常用的方法是给邪以出路，利小便，而忽略了大便途径。大黄是临床常用药物之一，由于其独特的功效和广泛的运用，为世界药物学界高度重视。英国学者托比·马斯格雷夫在其《改变世界的植物》专著中，把大黄列为具全球影响的十几种传统药物之一。最近研究证明大黄具有显著的清热解毒、消炎抑菌、利胆通便等功效，单味大黄及复方大黄中成药广泛用于治疗许多疾病，其中也包括我们所讨论的黄疸。

学生：老师，中医学对大黄退黄作用机理的认识有哪些呢？

老师：大黄味苦性寒，具有攻积通便、泻火凉血、活血祛瘀、利胆退黄、清泄湿热等功效，是一味"入血分的降火要药"。据现代研究证实，大黄有抑制体液免疫、增强细胞免疫、稳定机体内环境、修复肝细胞等作用。另外，它还有利尿、健胃等作用。中医学认为生大黄能荡涤肠胃积滞，清理毒素，破散血中瘀热，且现代医学证实大黄有改善循环、导泻、抗菌、抗病毒和调节免疫的作用，可使肝脏供血改善，便于肝细胞再生和清除有毒之物。故用生大黄治急性黄疸性肝炎符合传统医学及现代医学的理论基础。著名的肝病专家关幼波说："阳黄的治疗以清热利湿为常法，重视疏肝、利水之惯例，以治中焦为要害，突出活血、解毒、化痰。治黄必活血，血行黄易却；治黄需解毒，治中焦诸方面之功能，大黄一药而兼之。"显然，大黄在治黄中不可或缺。大黄治疗急性黄疸性肝炎有悠久的历史，要加以挖掘、继承。

学生：急性病毒性肝炎多为湿热之邪熏蒸肝胆引起，湿热很容易困厄中焦脾胃，我看到方中除了清热利湿解毒退黄的中药，还用了柴胡、枳壳、芍药等药物，这是为何呢？

老师：本案患者有肝脾失和表现，如果不重视或处置不当易缠绵反复而转为慢性迁延性。临床之主要表现为身困无力、胸闷腹胀、不思谷纳、厌食油腻、恶心欲吐、口中发黏等。治疗上选取化湿而达肝,健运脾胃,在临床上多选用茵陈、厚朴、陈皮、芍药、枳壳、柴胡等药物。有寒热往来之少阳证见者,可酌加青蒿以和解少阳;如胃气上逆,兼有恶心甚或频繁呕吐者,宜加藿香、白豆蔻、半夏、生姜等以芳香化湿和中。

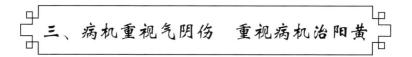

三、病机重视气阴伤　重视病机治阳黄

【案例回顾】

宋某,男性,32 岁,初诊日期 2012 年 3 月 12 日。主诉:厌油腻、纳差、乏力 3 个月余。

现病史:患者于 2011 年 12 月下旬由于过度紧张和疲劳,自觉厌油腻、乏力、呕吐、便稀。体检:肝于肋下一指可触及,ALT 500U/L,TBil 98μmol/L,尿胆原阳性,尿胆素阳性。乙肝病毒标志物示 HBsAg(+),HBeAb(+),诊断为急性黄疸性肝炎,住某医院。开始用静脉滴注葡萄糖、能量合剂治疗 10 天,症状减轻,但肝功能仍异常。自 2012 年 2 月 3 日起,使用激素(泼尼松)治疗,共服用 37 天,食量、体重增加,但出现胃痛、呕吐、反酸。白细胞偏低,白蛋白、球蛋白比值为 3.6/3.1,于 3 月 12 日转入本医院治疗。

查体:肝在肋下可触及,脾未触及,食管静脉无曲张。肝功能:ALT 800U/L,TBil 105μmol/L,白蛋白、球蛋白比值 3.9/2.6。

既往史:患者有与黄疸性肝炎患者接触史。

入院后开始静脉滴注胰岛素,治疗 10 天。3 月 22 日复查肝功能:ALT 800U/L,TBil 115μmol/L。3 月 29 日中医会诊时症见:面黄瘦,乏力,气短,不欲言,纳差,胃脘不适,腹胀,肠鸣,便溏,口干苦,不思饮。舌苔白,脉弦滑数。

西医诊断:急性病毒性肝炎(急性黄疸性肝炎)。

中医辨证:气阴两伤,脾虚胃弱,湿热蕴郁。

治法以补气养阴,健脾和胃,清热利湿。

处方:生黄芪 15g、茵陈 15g、藿香 10g、焦白术 10g、茯苓 15g、白芍

30g、杏仁 10g、橘红 10g、白豆蔻 3g、丹参 15g、石斛 12g、郁金 10g、黄芩 12g、秦皮 12g。

二诊：上方服 7 剂后，食欲好转，大便成形，但仍乏力、尿黄、两手胀热，舌脉同前。前方去石斛，加续断 15g、木瓜 12g。每日中午加服河车大造丸 1 丸。

三诊：复查肝功能：ALT 115U/L，TBil 107μmol/L，症状已不明显，只觉手胀、腹稍胀、尿稍黄，脉弦滑，舌净无苔。前方去橘红、杏仁、黄芩，加龙胆草 10g、五味子 12g、焦三仙 30g，继续服用河车大造丸每日中午 1 丸。

四诊：上方服用 12 剂，复查肝功能：ALT 正常，TBil 68μmol/L。除晨起恶心、反酸外，无其他不适，脉沉滑，舌苔薄白。

处方：生黄芪 10g、茵陈 15g、藿香 10g、焦白术 10g、茯苓 15g、五味子 12g、白豆蔻 3g、白芍 30g、丹参 15g、石斛 15g、郁金 10g、秦皮 12g、旋覆花（包煎）10g、党参 12g、生赭石（先煎）10g、生瓦楞（先煎）30g。

五诊：上方又服 9 剂，自觉无不适，复查肝功能：ALT 正常，TBil 18μmol/L。宗前法拟服丸药以善其后疗。

【师生问答】

学生：老师，本案辨证为伴有气阴两伤的急性黄疸性肝炎，在处方中使用生黄芪除了意在补气，还有其他用意吗？

老师：是的，本案患者有气阴两虚的症状，处方中使用了生黄芪。黄芪有"补气固表，升阳举陷，托毒生肌，利水消肿"之功效，能提高疗效、缩短病程，既能扶正祛邪、托毒外出，又有增加尿量，增强利尿的作用。一切疾病皆由正气内虚而得，正如《灵枢·百病始生》所说"风雨寒热，不得虚，邪不能独伤人。卒然逢疾风暴雨而不病者，盖无虚，故邪不能独伤人。此必因虚邪之风，与其身形，两虚相得，乃客其形"，又如《素问·刺法论》所言"正气存内，邪不可干"。所以治疗一切疾病，皆可效之，调动人体的正气是非常必要的。

学生：老师，我还有一个疑问，本案在处方中使用了生黄芪，而不是炙黄芪，这是为什么呢？

老师：黄芪是一味很好的补气中药，可补气固表、利水退肿。现代研究表明，黄芪还有增强机体免疫功能、保肝、利尿、抗衰老等功效。关于黄芪,有生黄芪和炙黄芪之分,两味中药功效略有不同。生黄芪是补气的,比如说话没劲、走路没劲、脸色比较苍白等都是脾肺气虚的表现。生黄芪能补一身之气,比如上半身气虚可以用生黄芪,下半身气虚也可以用生黄芪。生黄芪有益气固表、利水消肿、脱毒、生肌的功效,适用于自汗、盗汗、血痹、浮肿、痈疽不溃或溃久不敛等症。炙黄芪长于补气生血,适于肺虚气短,气虚血弱,气虚便秘,医生常常给"中气不足,脏器下垂"的患者使用。炙黄芪重在补气升阳,简单来说,炙黄芪主要以蜜炙为主,就是把生黄芪切片后,加蜂蜜炒制而成。生黄芪重在补卫气,兼以排脓止痛。炙黄芪主要以补中气为主,即脾胃之气,如遇气虚乏力、食少便溏,可与党参等合并使用。此外,炙黄芪多服易引起上火。基于上述原因,处方中使用的是生黄芪,而没有选用炙黄芪。

学生:老师,如果黄疸症状不明显,且实验室检查 TBil 增高,肝功能明显异常,这种情况如何治疗?

老师:从本案来看,患者在 1 年前有慢性肝炎接触史及轻微症状,未见明显发病。1 年多以后,因过度紧张和疲劳,出现消化道症状,虽无肉眼可见黄疸,但血胆红素、黄疸指数轻度增高,开始诊断为急性黄疸性肝炎。经治疗后黄疸消退,但症状未见改善,其他肝功能仍明显异常。会诊虽已无黄疸所见,西医的确切诊断尚难定论,按急性无黄疸性肝炎或慢性肝炎急性发作论治。从中医学观点来看,应当从整体观念出发,详细审视其内因状况及诱发因素,其主要是由于劳倦和忧虑伤脾。分析其证候,由于脾虚胃弱故见厌食油腻、乏力、呕吐、便稀,并曾服用激素治疗 1 个月有余。由于激素从临床现象观察有似助阳药的作用,患者服用后多出现气阴两伤和虚热假象。见有面黄瘦、乏力、气短、不欲言、口干苦,以致脾胃功能日益衰减,湿热蕴蓄日增,故见胃不适、纳差、不欲饮、腹胀、肠鸣、尿黄、便溏、苔白、脉滑数等。病情错综复杂,若不重视整体情况,单纯考虑其发病急,肝功能明显异常,就认为是湿热重,必然会本末倒置。

因此,紧紧抓住气阴两伤、脾虚胃弱这个主要矛盾,以补气养阴、健脾和胃、扶正为主,清热利湿为辅。方中生黄芪、焦白术、茯苓、白芍、石斛补益气阴健脾和肝,郁金行气解郁,杏仁、橘红、藿香、白豆蔻芳香化湿,开胃化痰,茵陈、黄芩、秦皮清利湿热解毒,佐以丹参凉血活血。由于重视内因,调整了机体状况,所以,食欲好转,大便成形,肝功能迅速改善。开始并未使用酸敛解毒的五味子,而后加用党参、五味子、河车大造丸健脾补气,养血敛阴,旋覆花、代赭石、锻瓦楞降逆和胃,正气逐渐恢复,整体功能得以改善,症状消失,肝功能也恢复正常。这充分体现了详细审慎内因和重视内因的基本观点,正确地处理邪正的辩证关系。

学生:谢谢老师,我理解了。

老师:好的。因此临证时任何疾病都需要仔细辨证才能处方用药,如辨证错误,处方也就差之千里了。总之,要多临证,有悟心!

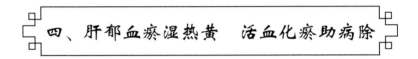

四、肝郁血瘀湿热黄　活血化瘀助病除

这是一例黄疸待查病案。

【案例回顾】

王某,男性,68 岁,初诊日期 2013 年 6 月 27 日。主诉:右上腹痛周身发黄 1 周。

现病史:1 周前开始右上腹痛,周身发黄,伴有食欲不振,呃逆频作,小便红赤,曾经某医院检查称:右上腹可触及一肿物,硬而有压痛。检查:尿三胆阳性,TBil 114.5μmol/L,ALT 398U/L,WBC 13×10^9/L,肝在肋下 2cm,脾未触及。血压 190/120mmHg。曾疑诊急性胆囊炎、胆石症,肿瘤不能除外。医生建议入院手术探查,患者因拒绝手术而来门诊就诊。现症见呃逆仍在,右胁痛,胸腹胀满,周身发黄色泽鲜明,大便 2 日未解,小便红赤。

检查:血压 200/120mmHg,右上腹肌肉紧张,可触及一肿块,压痛明显,肝在右胁下 2cm,脾未触及,墨菲征(+)。舌象:舌质红,苔色黑。脉象:弦滑,至数不齐。

西医诊断:黄疸待查? 急性胆囊炎。

中医辨证:肝郁血滞,湿热发黄。

治法:清热利湿解毒,活血化瘀退黄。

处方:茵陈 60g、黄芩 10g、金银花 12g、龙胆草 7g、败酱草 16g、藿香 15g、杏仁 10g、橘红 10g、熟大黄 6g、生赭石 12g、川黄连 3g、杭白芍 30g、木香 10g、泽兰 15g、延胡索 10g、泽泻 10g、车前子 10g、六一散(包煎)12g。

【师生问答】

学生:老师,本案患者处方中使用茵陈,而且用量比较大,茵陈作为治疗黄疸的要药,必须使用大剂量才能取得较好效果吗?

老师:茵陈又名白蒿、绒蒿、绵茵陈、茵陈蒿,为菊科植物茵陈的干燥幼苗,味苦、辛,性微寒,归脾、胃、肝、胆经,功能清热利胆,去湿利尿,利湿退黄。临床上常用来治疗黄疸、尿少、湿疮瘙痒等病证。实践证明,茵陈是良好的退黄要药,中医几乎"逢黄必用",尤其对于黄疸黄色鲜明如橘色、舌苔黄腻、舌质偏红的"阳黄"者最为有效。

茵陈有个传说与华佗有关。据传说,有一个患者身目俱黄,全身没有力气,人也消瘦了。这天,他拄着拐杖,一步一哼地来找华佗给他治病。华佗见患者得的是黄疸病,皱着眉摇了摇头说:"眼下都还没有找到治这种病的办法,我也无能为力啊!"患者见华佗也不能治他的病,只好愁眉苦脸地回家等死了。

半年后,华佗又碰见那个人,没想到这个患者不但没有死,反而变得身强体壮,满面红光了。华佗大吃一惊,急忙问怎么回事? 原来,那个人回家后,没有粮食吃,就吃了1个月的野草,没想到病全好了,那种草就是青蒿。于是,华佗便弄了很多青蒿回家。回到家,华佗就用青蒿试着给黄疸患者下药治病。但连试用了几次,患者吃了没有一个见好的。华佗还以为先前的那个患者认错了草,便又找到他,问:"你真的是吃青蒿吃好的?"答:"没错。"华佗想了想又问:"你吃的是几月里的蒿?"答:"三月里的。"华佗想:"春三月间阳气上升,百草发芽,也许是三月里的青蒿有药力。"

第二年开春,华佗又采了许多三月间的青蒿试着治黄疸病的人。这回可真灵!患者吃一个,好一个。而过了春天再采的青蒿就不能治黄疸病了。为了把青蒿的药性摸得更准,等到第二年,华佗又一次做了试验,他逐月把青蒿采来,又分别按根、茎、叶放好,然后给患者吃。结果华佗发现,只有幼嫩的茎叶可以入药治黄疸病。为了使人们容易区别,华佗便把可以入药治黄疸病的幼嫩青蒿取名叫"茵陈",又叫"茵陈蒿"。他还编了四句话留给后人:"三月茵陈四月蒿,传与后人要记牢。三月茵陈能治病,四月青蒿当柴烧。"

后来,在这个基础上,人们用茵陈、栀子和大黄组成了治疗湿热黄疸的专方,为历代医学家所首选,这个方子便是茵陈蒿汤,来源于《伤寒论》。

黄疸病的主要特征是黄,有句话叫"身黄如橘子色",患者没有出汗,或者仅仅是头部出汗,小便不顺畅,腹部稍稍有点胀,吃不下东西,吃了就感觉很头晕、心里很烦闷等。而此方中,茵陈一直被认为是治疗黄疸的要药,由于其性寒凉,善于清热利湿退黄,尤其擅长治疗湿热黄疸,大黄苦寒,通腑泄热,利胆退黄,可使体内湿热之邪从大便排出,栀子苦寒,功能清热利湿退黄,使体内湿热之邪通过小便排出。三药合用,共同起到清热利湿退黄的功效。

好,再来看本例患者的复诊情况:

二诊:服上方2剂后,肝区痛减轻,黄疸稍退,食欲转佳,大便仍未解,脉弦滑,苔黄。按上方稍事加减再进3剂。

三诊:大便已解,精神转佳,睡眠安,黄疸已退尽。近两天来咳嗽痰多,舌苔薄白。检查肝已回缩,右上腹包块已消失。复查肝功能:ALT 16U/L,TBil 87μmol/L,尿三胆(−),血压135/86mmHg。按前法稍加减。

处方:茵陈12g、黄芩(酒炒)10g、炒焦栀子10g、金银花18g、通草3g、鲜薄荷10g、鲜藿香10g、川黄连3g、茯苓皮15g、泽泻10g、牡丹皮10g、赤芍12g、白芍12g、杏仁10g、瓜蒌12g、旋覆花(包煎)10g、车前子(包煎)10g。

上方共服32剂,临床症状全部消失。2013年10月25日复查肝功能:TBil 38μmol/L,白蛋白/球蛋白3.8/2.1。

学生:老师,本案患者辨证有肝郁血瘀存在,在处方中也使用了诸如通草、薄荷、牡丹皮、赤芍等活血化瘀药物。请问对于活血药物的使用如何掌握时机呢?

老师:对于活血药物的使用要注意"活血宜得法",注意程度和用量。黄疸皆谓之湿郁血分而发,关幼波教授亦谓"黄疸一病病在百脉,治黄必活血,血活黄易却"。但是应该注意的是这里的湿郁血分同温热病的热入营血是不同的,临床一般黄疸要以湿热病的三焦辨证为主,这里湿入血分是以瘀为主,治则以通为用。热毒不盛者,稍加活血药即可,热毒炽盛者才可凉血散血。赤芍用于淤胆型肝炎疗效已被证实,对一般黄疸较深者不必大量使用。

学生：老师，本案在西医诊断尚未明确时，以黄疸待查，疑诊为急性胆囊炎、胆石症，肿瘤不除外，为什么用清热利湿解毒，活血化瘀退黄呢？

老师：根据中医四诊所见，周身发黄色泽鲜明，胸腹满胀，食欲不振，呃逆频作，属于湿热中阻，偏于中、上二焦。舌质红，舌苔色黑，脉弦滑，说明患者湿热之中热盛于湿，而且湿热蕴结蓄毒。所以在治疗时重用茵陈清热利湿之中，突出龙胆草、金银花、黄芩、败酱草、川黄连清热解毒。由于湿热偏于中、上二焦，故用藿香芳香化湿，杏仁、橘红行气和胃畅中，兼能化痰祛瘀，木香、泽兰、延胡索、杭白芍疏气活血，柔肝通瘀。因其中焦热盛，热结阳明，故见大便两日未解，腹痛有块，按之痛甚。"六腑以通为用"，故用熟大黄、生赭石通腑导滞泄热，六一散、车前子、泽泻利湿泄热，重用苦寒清热，通导泄热，并且开宣上焦，畅利中焦。即所谓辨病因以掌握治疗为重点，明病位以确定利胆退黄之主要途径。

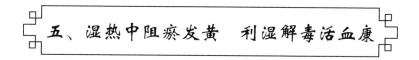

五、湿热中阻瘀发黄　利湿解毒活血康

【案例回顾】

孙某，男性，56岁，初诊日期2015年7月19日。主诉：发热面目发黄1周。

现病史：患者1周前发热（体温38℃），尿黄赤，恶心，食纳不香，逐渐发现身、目发黄。喉中有痰，大便干，今日体温已正常。尿胆红素（+），尿胆原（-），尿胆素（-），ALT 1 000U/L，TBil 166μmol/L，HEV-IgM（+），诊为急性黄疸性肝炎。患者7个多月以前曾患脑栓塞，经针刺治疗有好转。

检查：巩膜黄染，腹平软，肝脾未触及，左侧半身运动不灵，血压150/100mmHg。舌象：舌边尖红、苔黄厚腻。脉象：弦滑稍数。

西医诊断：急性戊型病毒性肝炎（急性黄疸性肝炎）；脑栓塞后遗症。

中医辨证：湿热中阻，瘀热发黄。

治法以清热利湿，活血解毒。

处方：茵陈（后下）30g、蒲公英30g、小蓟15g、白茅根30g、泽兰15g、车前子12g、车前草12g、制大黄6g、大枣7枚、六一散（包煎）12g。

【师生问答】

学生: 老师,本案是老年人常见的急性病毒性戊型肝炎,发病时转氨酶和胆红素还是比较高的,通过患者症状和查体,您为什么考虑是热盛于湿?

老师: 本案患者开始有发热,尿黄赤,便干,恶心,纳差,而后身目发黄,舌边尖红,苔黄厚腻,证属阳黄。而湿热之中热盛于湿,而病位又偏于中、上焦。因其毒热盛,故用茵陈、蒲公英清热利湿解毒,制大黄清热通下,车前子、车前草、六一散利湿清热,泽兰活血,小蓟、白茅根凉血解毒;因其病位偏于中、上焦,故用藿香芳香化湿,杏仁、橘红开胃化痰,又恐过于苦寒伤脾,佐以大枣和中扶脾。由于患者热盛于湿,故加强凉血解毒和通下解毒之力。

【案例回顾】

二诊:患者服上方 7 剂后,症状无变化,上方去白茅根、小蓟,加金钱草 24g、龙胆草 6g,继续服用。

三诊:患者小便色转清,食纳好转,晨起咳嗽有痰,舌苔黄腻,脉象弦滑。

处方:茵陈(后下)45g、蒲公英 30g、车前子(包煎)15g、车前草 15g、小蓟 30g、泽兰 15g、藿香 10g、杏仁 10g、橘红 10g、制大黄 10g、大枣 7 枚、六一散(包煎)15g。每剂煎 3 次,分 3 次服。

学生: 老师,在方中为什么使用了车前草,又用车前子?

老师: 古人曾说过"有人识得路边草,一生衣食不会少",这个意思是说很多路边野草其实是可以治病的良药。

然而在众多的路边野草中,有一种野草却脱颖而出,这种野草最早在《诗经》中就有记载,那时候人们一边采着这种野草,一边唱着歌,仿佛采茶姑娘一边采茶一边歌唱一般。而这种野草俗名五根草、车轮菜、车轱辘菜,学名车前草。车前草是车前科车前属多年生草本植物,大多生长在山野、路旁、花圃、菜圃以及池塘、河边等地,一般在 6~10 月陆续剪下黄色成熟果穗,晒干,搓出种子,去掉杂质,晒干后可入药;也可药用全草。但在临床使用时,车前草和车前子的功能主治是不一样的,两者各有侧重。

中医学认为,车前子味甘性寒,归肝、肾、肺、小肠经;具有清热利尿通淋、渗湿止泻、明目、祛痰等作用,适用于热淋涩痛、水肿胀满、暑湿泄泻、目赤肿痛、痰热咳嗽等症,一般内服用量为9~15g,在水煎服时应将车前子包煎为好。而车前草与车前子的功效同中有异。车前草味甘性寒,归肝、肾、肺、小肠经,具有清热利尿通淋、祛痰、凉血、解毒等作用,适用于热淋涩痛、水肿尿少、暑湿泄泻、痰热咳嗽、吐血衄血、痈肿疮毒等症,一般内服用量为9~30g,如果是鲜品用量为30~60g。

对比来看,车前草和车前子性味归经都是一样的,功效中都可以清热利尿通淋、祛痰。但不同的是,车前子偏于渗湿止泻、明目,而车前草偏于凉血、解毒。所以在临床使用时,需要记住两者的异同,方可有的放矢,药尽其用。临床经常将两者联合使用,加强清热利湿解毒凉血作用,效果较好。

好,再看治疗情况:

四诊8月11日:患者服上方后,巩膜黄染明显消退,食纳增加,大便色较黄,复查肝功能:ALT 530U/L,TBil 147μmol/L,舌苔呈褐色。上方加焦栀子10g继续服用。

五诊8月21日:患者黄疸已退尽。9月6日复查肝功能:ALT正常,TBil 25μmol/L。10月8日复查肝功能全部正常,眠食均安。观察至11月5日,肝炎已近期临床治愈,左侧偏瘫转内科门诊治疗。

学生:老师,阳黄分为湿重于热和热重于湿,两者一般怎么鉴别呢?这两个证型我们很容易混淆,临床也不好分辨,请您帮我们解惑一下吧。

老师:好的。临床上确实湿重于热和热重于湿很难鉴别,证辨析错了,用药和处方也就效果不佳。对于热重于湿而言,其主要症状有初起目白睛发黄,迅速至全身发黄、色泽鲜明,右胁疼痛而拒按,壮热口渴,口干口苦,恶心呕吐,脘腹胀满,大便秘结,小便赤黄、短少,舌红,苔黄腻或黄糙,脉弦滑或滑数,其治法是清热利湿,通腑化瘀,我们临床上多选取茵陈蒿汤加减治疗。而湿重于热的主要症状有身目发黄如橘色,无发热或身热不扬,右胁疼痛,脘闷腹胀,头重身困,嗜卧乏力,纳呆便溏,厌食油腻,恶心呕吐,口黏不渴,小便不利,舌苔厚腻微黄,脉濡缓或弦滑。其治法为健脾利湿,清热利胆。常选取茵陈四苓汤加减治疗。这两个证型的主要症状和治疗大法还是有区别的,平时要多总结和领悟。

学生:好的,谢谢老师指点迷津。

六、肝胆湿热漫三焦 兼清暑邪治胆石

【案例回顾】

郝某,女性,68岁,初诊日期 2015 年 7 月 5 日。主诉:右上腹剧痛,伴有恶心、呕吐,发热 2 天。

现病史:患者 2 天前突然发生右上腹部剧痛,伴有发热、恶心、呕吐,当日下午去某医院急诊,检查发现巩膜及皮肤轻度黄染,右上腹压痛明显,体温 39.4℃,白细胞计数 17×10⁹/L,诊为"慢性胆囊炎急性发作""胆石症"。静脉滴注抗生素,观察 2 天,体温 38℃,黄疸逐渐加重,建议手术治疗。因其年迈未遂,请中医会诊,服中药 1 剂,腹痛已缓解,今日上午来院门诊,收入病房。现症:高热持续不退,口渴思饮;大汗出,小便短赤,大便 5 天未解。既往史:2014 年 11 月曾有类似发作史,曾诊为胆石症,经中西医结合治疗后缓解。

检查:体温 39.2℃,脉搏 128 次/min,血压 130/80mmHg、急性病容,嗜睡、勉强答话,全身皮肤及巩膜轻度黄染,汗多,上腹部有轻压痛,拒按,墨菲征(+),肝在右肋下可触及 1.5cm,有触痛及叩击痛,脾未触及。化验检查:白细胞计数 16.9×10⁹/L,中性粒细胞百分比 86%,淋巴细胞百分比 12%,单核细胞百分比 2%,TBil 127μmol/L,ALT 300U/L,胆固醇 11.2mmol/L,右侧上腹部 X 线摄片示有结石阴影。舌苔干黄,舌质红。脉弦滑数。

西医诊断:胆道感染,胆石症。

中医辨证:肝胆湿热,弥漫三焦,兼感暑邪。

治法以清热利湿,活血退黄,稍佐祛暑。

处方:茵陈 60g、银花 30g、川连 3g、鲜藿香 15g、生石膏(先煎)25g、金钱草 60g、赤芍 10g、白芍 10g、杏仁 10g、当归 10g、牡丹皮 10g、冬葵子 12g、天花粉 25g、连翘 12g、鲜石斛 30g、延胡索 10g、六一散(包煎)12g、紫雪丹 6g。

学生:老师,本患者发病季节为 7 月,出现了高热、口渴思饮、大汗出、小便短赤等症状,兼有暑邪为患,所以您在方中用了清暑益气等中药。同时,您在方中用紫雪丹,我们知道它是"温病三宝"之一,请问为什么要用

这个药？它和安宫牛黄丸、至宝丹有什么区别呢？

老师：紫雪丹原方用于治疗热病神昏诸证，为临床较常用的开窍剂。以其色和功用命名，言此药如法制成之后，其色呈紫，状似霜雪；又言其性大寒，为清热解毒之方，犹如霜雪之性，因而称之曰"紫雪丹"。

本患者已经出现了高热不退、大汗、大渴等症状，如不治疗可能会出现高热惊厥，所以在处方中使用了紫雪丹来清热解毒。安宫牛黄丸、紫雪丹、至宝丹合称"温病三宝"，是凉开方剂中的常用代表方剂，均用于热闭证。民间有个歌诀叫"乒乒乓乓紫雪丹，不声不响至宝丹，稀里糊涂牛黄丸"，讲的就是这三种药的适用证，比较形象。

其中安宫牛黄丸长于清热解毒豁痰，适用于热陷心包、神昏谵语之证；适用于那些高烧不止、神志昏迷，"稀里糊涂"的患者。

至宝丹长于芳香开窍，化浊辟秽，因此对于昏迷深重伴发热痰盛，表现得"不声不响"的患者更为适用。主治一切热闭神昏之证。

紫雪丹解毒之功不及安宫牛黄丸，开窍之效逊于至宝丹，但优于息风止痉，故适用于热陷心包及热盛动风，症见神昏而有痉厥者，伴热盛惊厥、手脚抽搐，经常发出"乒乒乓乓"声响的高热、烦躁甚至昏迷的患者。希望这些内容能够帮你们更好地分辨和正确地使用这三宝。

学生：谢谢老师，您这么形象的讲解，让我们领悟很深。老师，还有一个问题，本案患者是胆石症引起的黄疸，临床上发现很多病毒性肝炎患者也存在胆石症情况，急、慢性病毒性肝炎为什么容易出现胆囊或胆总管结石？中医有这方面的认识吗？

老师：你观察得很仔细，临床上确实有你说的这种情况。病毒性肝炎时，肝胆系统局部或全部发生功能性的或器质性的改变，破坏了"自稳态"的生理效应，为胆石症的形成创造了条件和环境。此外，胆道病毒感染性炎症能改变胆汁的成分、理化特点和流体力学状况；炎症刺激胆道内膜，引起肿胀溃烂、增生和纤维化，使管壁增厚、狭窄或不完全梗阻，导致胆汁滞留，为结石成分的沉积创造了条件；炎性刺激胆黏膜上皮细胞分泌黏液物质，黏多糖、黏蛋白和钙增加；黏蛋白的非结合胆红素与金属离子结合成难溶性化合物而沉淀析出；这些沉淀物与炎症组织脱落的细胞、细菌团块、寄生虫残体形成结石核心、胆固醇结晶、胆色素钙颗粒及其他难溶性化合物，继续沉积在核心表面，不断增大，逐渐形成混合结石。而中医防治病毒性肝炎的并发症胆石症的论述较少,特别是对黄疸性肝炎中黄疸是形成结石的重要因素认识不足。

在临床中往往见到黄疸性肝炎患者的黄疸病程越久,胆石症形成的概率越高。黄疸性肝炎伴发胆石症比无黄疸性肝炎伴发胆石症的概率要高。根据藏象学理论,肝胆互为表里,生理上息息相关,病理上互相影响,肝脏有病可影响胆腑,胆腑有病可涉及肝脏,两者之病可相兼出现,且病毒性肝炎常合并胆管炎、胆囊炎,反过来使患者症状加重,并且是转成慢性肝炎及肝硬化的因素。

好,再看本例患者的复诊治疗:

二诊:经治同时予静脉滴注 5% 葡萄糖生理盐水 1 500ml,加维生素 C 3.0g。患者服上方 3 剂后,排便 4 次,体温下降(最高 37.8℃),睡眠尚好。今晨神志清醒,体温 37.5℃,自觉口干思饮,舌苔黄干,脉弦滑,黄疸未退尽,腹痛已解,复查白细胞计数 13.6×10⁹/L,上方去生石膏,加鲜佩兰 15g、鲜茅根 30g。已能进流食,未输液。

三诊:患者体温正常,昨日排便 3 次,精神转佳。上方去连翘、紫雪丹,茵陈改为 30g。

四诊:患者体温正常,腹痛未作,能起床活动,进食后胃部稍感不适。舌苔薄黄、质淡红,脉弦滑。白细胞计数 7.1×10⁹/L,中性粒细胞百分比 75%,嗜酸性粒细胞百分比 2%,淋巴细胞百分比 20%,单核细胞百分比 1%。

处方:茵陈 30g、银花 30g、川黄连 3g、鲜藿香 15g、六一散(包煎)12g、金钱草 60g、赤芍 10g、白芍 10g、杏仁 10g、冬葵子 12g、天花粉 25g、鲜石斛 30g、鲜茅根 30g、紫蔻 3g、加味保和丸(同煎)10g。

五诊:患者服上方 4 剂后,精神体力恢复,二便正常,黄疸完全消退,复查 TBil 56.3μmol/L,ALT 400U/L,继续治疗。

学生:老师,既往讨论的黄疸大都由病毒性肝炎引起,本案患者是胆石症引起的梗阻性黄疸,辨证也属于中医阳黄范畴,很多时候会把胆石症引起的黄疸误诊为病毒性肝炎吗?

老师:是的。胆石症很容易误诊为急、慢性黄疸性(病毒性)肝炎。

学生:老师,为什么会出现误诊呢?

老师:疾病的发生发展复杂多变,临床实践来看,胆结石误诊为病毒性肝炎的原因大概可能有以下两点：

第一，有些患者开始只有不同程度的食欲不佳、上腹部隐痛不适、腹胀等消化道症状，发病2~3天后出现黄疸，实验室检查血清谷丙转氨酶增高，结合胆红素和非结合胆红素均升高，这些症状和检查都与病毒性肝炎相似。由于谷丙转氨酶在肝细胞胞浆中含量最丰富，血清谷丙转氨酶增高成为肝实质损害的指征，人们往往将它作为诊断肝炎的依据。然而，在胆石症引起肝外梗阻时，胆管内压力不断增高，使肝内小胆管淤积或破裂，胆汁反流入体循环而发生黄疸；胆汁淤积又可以引起肝细胞肿胀，使细胞膜通透性发生变化，引起谷丙转氨酶增高。因此，黄疸和谷丙转氨酶的增高都不是病毒性肝炎的特异性指标。对这点认识不足，过分注意了黄疸和血清谷丙转氨酶的增高而忽略了其他的症状，又未及时做B超和肝炎抗体检测，因此出现误诊。

第二，胆石症引起肝外梗阻的患者，最有特征性的表现是胆绞痛，但亦有20%的患者无绞痛表现。有些患者年龄偏大，对疼痛反应不敏感，虽有疼痛但仅有隐痛，因此临床症状不典型，也是误诊的原因之一。

学生：原来是这样的，我知道了，谢谢老师！

老师：胆石症引起肝外梗阻与急性黄疸型病毒性肝炎有许多相似之处，给疾病诊断带来困难。但只要细致地观察和了解病史，可以发现这组患者除有类似肝炎的消化道症状，血清谷丙转氨酶增高外，还都有上腹疼痛，发病2~3天后出现黄疸、发热、白细胞增高和谷丙转氨酶的波动大等特点。后面这些特点都与胆石症有关。因此，对这类患者的症状、体征和化验做认真仔细的分析，将有助于降低胆石症的误诊率。

学生：谢谢老师，我们今后临床中会更加注意这方面的情况，减少误诊误治。

第三节　急性病毒性肝炎（黄疸阴黄）

黄疸属临床常见病证，中医学对于黄疸病因、病机的认识以及诊断、治疗方面都积累了丰富的经验。现代医学中有多种疾病可以出现黄疸,运用中医辨证治疗黄疸,目前仍不失为一种简捷而有效的方法。"阴黄"是黄疸病的一种类型,对阴黄的治疗在黄疸的诊疗中有着重要的地位。

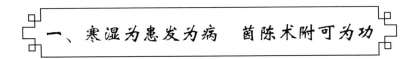

一、寒湿为患发为病　茵陈术附可为功

【案例回顾】

2011 年 5 月 11 日,一位姓张的男性儿童由其母陪同前来就诊,年龄13 岁。自诉恶心、呕吐、腹痛已 4 天。此时患者还伴周身乏力、食欲不佳、厌油腻、面色萎黄、疲劳乏力、尿黄,舌质淡胖,苔薄腻,脉沉弱。患者平素体质较差。门诊肝功能检查:ALT 233U/L,AST 98U/L,HAV 抗体阳性。

西医诊断:急性病毒性肝炎(急性无黄疸性肝炎)。

中医诊断:黄疸之阴黄。

治法:健脾和胃,温化寒湿。

处方:茵陈 30g、白术 10g、制附子(先煎)6g、茯苓 10g、当归 10g、半夏10g、枳壳 10g、干姜 10g、白芍 10g、炙甘草 10g。

患者服药 5 天症状减轻。服药 15 天后症状基本消失,食欲好,精神转佳。复查 ALT 90U/L,AST 57U/L。继服原方 1 周后症状消失,复查ALT、AST 均正常。

【师生问答】

学生:老师,本案也是急性无黄疸性肝炎,但病因是寒湿为病,与我们所说的黄疸湿热为患有所不同,请您讲一下对阴黄的认识可以吗?

老师:好的。急性无黄疸性肝炎是急性病毒性肝炎中的一型,本例属中医学黄疸之阴黄。究其发病原因,外因多由于感受外邪、饮食不洁所致,内因多与脾胃虚寒、内伤不足有关。多发于春季气候潮湿,阴雨不断、湿邪偏重,加之不洁食物,导致脾胃亏损,内外因合而发此病。临床主要表现为脾失健运、寒湿阻滞症状,如恶心、呕吐、腹痛、食欲不佳等。故而治疗以健脾和胃、温化寒湿为主。

学生：老师，看到您茵陈术附汤治疗阴黄，您可以讲一下茵陈术附汤的功用吗？

老师：好的。黄疸一证，阳黄居多，阴黄较少。其病因本于湿，张仲景《金匮要略》说"黄家所得，从湿得之"，若湿从寒化，寒湿凝滞则发为阴黄。《临证指南医案》蒋式玉按："阴黄之作，湿从寒水，脾阳不能化湿，胆液为湿所阻，渍于脾，浸淫肌肉，溢于皮肤，色如熏黄。"

程钟龄《医学心悟》创制茵陈术附汤，至今仍为治疗阴黄的代表方剂。方中以茵陈、附子并用以温化寒湿，白术、干姜、甘草健脾温中，酌加茯苓健脾，枳壳化湿，半夏燥湿和胃增强除湿作用。全方共奏健脾和胃、温化寒湿之功。

现代药理研究表明：茵陈能增加胆汁分泌，调节幽门括约肌舒缩功能，并能减轻肝细胞炎症，防止肝细胞坏死，促进肝细胞新生；显著降低实验动物转氨酶，因此组方以茵陈为君。茯苓、白术、陈皮、甘草等具有增强消化吸收的功能和解痉止痛作用，可促进胃肠蠕动；附子、干姜增强机体免疫功能，共为佐使。全方理法方药合辙，故而获得佳效。

学生：老师，"清热化湿"几千年来有无数医家施用之，为治疗黄疸的重要方法，而本案患者为寒湿为患，要避免使用清热化湿药物吗？

老师："清热化湿"历经几千年来被无数医家使用，是治疗黄疸之大法，而且临床上观察也确实多是以湿邪为主，兼热者多于兼寒者。湿邪阻滞均以三焦为病灶，临床多以茵陈蒿汤、三仁汤、藿朴夏苓汤为主，辨湿邪所居及涉及的脏腑而施治，"以通为用"，视热寒少加清热解毒宣透之药或温通之品。这里需要注意的是湿热证里清热药的比例要适当，如茵陈蒿汤原为清淡渗利之方，随意加重栀子、大黄的剂量，则成为苦寒泻火之剂。使本有自愈性的顺证治成湿热瘀滞不解的淤胆型肝炎甚至脾胃败坏、肝脾两伤的坏病，此非古人之过，为今人不善用之过。所以我们临证时不能忽视寒湿情况，不能一味地清热利湿。

学生：老师，目前认为无黄疸型肝炎为病也多与内因相关，祛邪的同时还必须注重扶正，能否结合本病例谈一下？

老师：好的。无黄疸型肝炎多与内因相关，湿热或寒湿程度较轻，瘀阻偏于气分，困于中州，阻于肝胆，影响整个机体，是其证候的特点。所以在治疗时,治理中州、清利肝胆湿热或温阳化湿的法则,贯穿整个过程。

我认为,正是因为"无黄"的内因比较复杂,所以又要根据具体情况灵活掌握,正确处理祛邪与扶正的辩证关系。所谓正虚,不能单纯理解为脏腑气血实质性的亏损,因为很多患者仅表现为脏腑气血功能性的失调。如脾为湿困,就是脾的功能被黏腻重着的湿邪所围困,脾气不得伸张,脾阳不能升腾,以致运化无能。虽然也有纳呆、乏力、腹胀等症,但是与真正的脾气虚并非尽同。如果湿恋日久,耗伤脾阴和脾阳,也就会由功能性的失调发展为实质性的亏虚。所以,扶正的概念就比较广泛,除补虚益损以外,尚应包括对于脏腑气血功能的调整。

要强调的是,祛邪之法清利湿热应当贯穿到底,扶正之要调理中州必须贯穿到底,更重要的是根据患者的具体情况辨证施治,祛邪与扶正灵活又贯通。本患者平素体质虚弱,寒湿为患,内外合邪,进而发为阴黄,此时需要利湿退黄的同时,还要注重温阳补虚,扶正与祛邪同时进行。

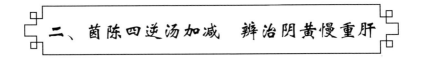

二、茵陈四逆汤加减　辨治阴黄慢重肝

这是一例 1997 年 9 月 2 日收治住院的病例。

【案例回顾】

胡某,男性,46 岁,主诉:身、目、尿黄月余,伴见胁痛,腹胀纳差,肢软乏力,恶心,大便溏滞不爽。检查面色发黄晦暗,白睛黄染,颈前可见蜘蛛痣。肝上界右锁骨中线第 5 肋间,下界锁骨中线肋缘下 1.5cm,质中,压痛(+),叩击痛(+)。双下肢轻度凹陷性水肿。舌质偏暗,苔白腻,脉沉弦。实验室检查:HBsAg(+)、抗 HBe(+)、抗 HBC(+)、HBVDNA(+);肝功能示:ALT 343U/L,AST 137U/L,TBil 201.3μmol/L,TP 63g/L,A 36g/L。

西医诊断:急性病毒性肝炎(急性黄疸性肝炎)。

中医辨证:脾阳不振,寒湿凝聚,发为阴黄。

治法以温振脾阳,祛湿散寒,活血退黄。

处方:茵陈 30g、郁金 10g、生黄芪 12g、党参 15g、干姜 6g、炮附子 10g、茯苓 15g、白术 10g、生甘草 3g。

【师生问答】

学生：老师，黄疸是临床常见病证，一般辨证分为阳黄、阴黄、急黄三类。阴黄之名，首见于《诸病源候论》，临床上较少见，辨证不易，病因病机较复杂，历代医家论述亦较少。请您讲一下对阴黄的心得。

老师：好的。阴黄之因，总以阳虚为本。大凡黄疸，皆源于湿，湿热相搏为阳黄，寒湿交阻为阴黄。关于黄疸与脏腑的关系，《黄帝内经》指出是脾、肾所病。《灵枢·经脉》谓："是主脾所生病者……溏，瘕泄，水闭，黄疸"，"是主肾所生病者，口热……黄疸。"脾主湿，肾主水，说明黄疸皆因于湿，故张仲景明示黄家皆由湿得之。

关于阴黄，主因寒湿。《伤寒论》谓："伤寒发汗已，身目为黄，所以然者，以寒湿在里不解故也。以为不可下也，于寒湿中求之。"此后诸家均宗此说。

关于阴黄寒湿的病因，约有外感、内伤、误治等，如《医学纲目》谓"内伤黄疸，因劳役形体，饮食失节，中州变寒"，"伤冷中寒，脉弱气虚，变为阴黄"。成无己说："阴证有二，一者外感寒邪，阴经受之，或因食冷物，伤太阴经也；二者始得阳证，以寒治之，寒凉过度，变阳为阴也。"《类证治裁》谓："阴黄系脾脏寒湿不运，与胆液浸淫，外渍肌肤，则发而为黄。"《医学纲目》更指出阴黄的发生与运气亦有关："伤寒病遇太阳太阴司天，若下之太过，往往变成阴黄，一则寒水太过，水来犯土，一则土气不及，水来浸之，多成此疾。"

阴黄的病因为寒湿，寒湿虽由外感、内伤、误治等所致，但其本为脾肾阳虚。因为只有脾肾阳气不足，才会因阳虚生内寒，阳虚湿不化，使寒湿交阻，久羁不化。另外，湿邪虽是黄疸之因，而湿邪必侵蕴于血脉才会引起黄疸，寒湿之阴邪更易引起血脉瘀滞，而血脉的运行，又主在阳气，故阴黄之证，本虚标实，寒湿为标，阳虚为本。

学生：老师，那脾肾阳虚的原因是什么？

老师：至于脾肾阳虚之因，一是禀赋不足，元阳虚惫；二是饮食起居失节，戕伤中阳；三是误服寒凉药过度，重伤阳气；四是湿为阴邪，易伤阳气，郁遏气机，体虚之人，湿邪久羁，阳气受损；五是湿热之邪积久不去，亦可耗气伤阳，转成阴寒。

好，我们来看治疗经过。

患者经治连服 20 剂,症状明显好转,仍感轻度腹胀,大便日行 1 次,舌质淡暗,苔白腻,边有齿痕,查肝功能:TBil 76.8μmol/L。上方加砂仁 6g,以加强温中健脾之力。再服 1 个月,黄疸渐退,查 TBil 56.9μmol/L,精神尚佳,纳食可。原方续服 1 个月余,症状消失。查肝功能:ALT 28U/L,AST 25U/L,A/G 1.4,TP 72g/L,TBil 13.9μmol/L;触诊肝于右肋下 0.5cm,质软。病毒标志物检测:HBV DNA(-)。停药出院,嘱其注意饮食起居。

学生:阳黄和阴黄是必须认真辨别的两个黄疸类型,老师,请您讲讲两者如何鉴别以及两者之间的联系可以吗?

老师:阳黄是黄疸两大类型之一,多因感受外邪,湿热侵及肝胆,胆热液泄,外渗肌肤所致。症见发热口渴、身目呈橘黄色、小便黄如浓茶汁、食欲减退、恶心呕吐、大便秘结、腹胀胁痛、苔黄腻、脉弦数等。治宜清利肝胆湿热为主。方如茵陈蒿汤、焦山栀柏皮汤、麻黄连翘赤小豆汤、大柴胡汤等,药如金钱草、垂盆草、半枝莲、五味子、板蓝根、田基黄等,均可随症选用。而阴黄多因阳黄日久转化,或因脾阳不振,寒湿内蕴,或因过服寒凉所致。《景岳全书·黄疸》说:"凡病黄疸,而绝无阳证阳脉者,便是阴黄。"症见身目萎黄晦暗,胃呆腹胀,神疲乏力,胁肋隐痛,小便短赤,大便不实,舌淡苔腻,脉沉细迟等。治宜调理脾胃,温化寒湿。方如茵陈五苓散、茵陈术附汤、茵陈四逆汤等加减。

阳黄与阴黄合称为黄疸,其病因、病机是同源的,只是临床症状表现不同,阳黄日久转化为阴黄。

本案患者眼目微黄,面色晦暗无泽,食纳不佳,疲乏无力,舌苔薄白,脉沉缓,辨证脾阳不振,寒湿凝聚,瘀阻血脉,属于阴黄范围。从阴黄论治,收到了较好的效果。如一见黄疸就清热利湿,过用苦寒,势必中伤脾胃,反而使病情加重。

学生:老师,本案患者是阳虚阴黄,而治疗用大剂量茵陈,您是否担心出现寒凉伤中,病情加重?另外,茵陈退黄在煎法上有要求吗?

老师:阴黄之证,由寒湿困脾,阳气不宣,胆汁外泄而致,脏气不足、正气虚弱也是产生阳黄的重要因素,如脾肾阳虚、脾肾气虚等,治疗时应在辨证基础上抓住"胆汁外泄"这个施治要点,不宜拘泥于寒湿这个病因,外泄之胆汁所致黄染谓之残黄。

本方中除了用退黄药,针对阳虚病机,还用了附子、干姜等药物温阳补虚,不会出现你说的寒凉伤中情况。据现代医学研究表明,茵陈退黄的主要成分是在挥发油内,如先煎势必损耗其有效成分,所以应嘱咐患者,茵陈后下,一般在群药煎煮 10 分钟左右再入茵陈为宜。黄疸轻者可用30g,重者可用 60g,如超过 60g 则应另包单煎。

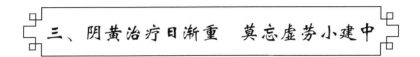

三、阴黄治疗日渐重　莫忘虚劳小建中

【案例回顾】

南某,男性,35 岁,于 2013 年 7 月就诊。诊巩膜及全身皮肤黄染,色晦暗,困乏无力,恶心呕吐,舌质淡红,苔薄白嫩,积白滑苔垢,脉沉迟无力。诊为阴黄。服茵陈术附汤、茵陈四逆汤等药治疗,黄染不退,病情日趋加重,恶心呕吐,不思饮食。故宗《金匮要略》明训"男子黄,小便自利,当与虚劳小建中汤"的启示,试服小建中汤,药后黄染很快消退,呕吐止,饮食增加,数日而病痊愈。后凡遇阴黄病患者,以小建中汤加生黄芪、炮附片服之,均获良效。

学生:老师,一般认为小建中汤方治疗虚黄、萎黄,而这里您用来治疗阴黄,是如何思考的?

老师:有关阴黄的病理,早在《伤寒论》就记载了"伤寒发汗已,身目为黄。所以然者,以寒湿在里不解故也。以为不可下也,于寒湿中求之","伤寒脉浮而缓,手足自温者,系在太阴"。《伤寒论》只谈到了阴黄的病机,并未提出治法和方药。《临证指南医案》言:"阴黄之作,湿从寒化,脾阳不能化湿,胆液为湿所阻,渍于脾,浸淫肌肉,溢于皮肤,色如熏黄。"景岳论阴黄:"凡病黄疸,而绝无阳证阳脉者,便是阴黄。"

至于阴黄的临床表现,众医悉知,为巩膜及全身皮肤黄染,但与阳黄有所不同,阳黄色泽明如橘子色,有阳症、阳脉,阴黄色泽晦暗如烟熏,无阴症、阴脉。论其治法,一般书以茵陈术附汤、茵陈四逆汤为主,总之药不离茵陈而已。阴黄属黄疸病,巩膜及全身皮肤黄染,色泽晦暗。金寿山教授说:"本方证有认为不是黄疸,属萎黄病,是所见不广,主观臆测。"从临床验证,本方加生黄芪、炮附片治疗阴黄,效若桴鼓。

学生:老师,请您谈谈小建中汤的临床运用可以吗?

老师:好的。小建中汤出于《金匮要略》,其论述有三:

(1)虚劳里急,悸、衄,腹中痛,梦失精,四肢酸疼,手足烦热,咽干口燥,小建中汤主之。

(2)男子黄,小便自利,当与虚劳小建中汤。

(3)妇人腹中痛,小建中汤主之。

《伤寒论》有两处论及小建中汤:

第102条:"伤寒二三日,心中悸而烦者,小建中汤主之。"

第100条:"伤寒,阳脉涩,阴脉弦,法当腹中急痛,先与小建中汤,不差者,小柴胡汤主之。"

本证多由中焦虚寒,肝脾失和,化源不足所致,治疗以温中补虚、和里缓急为主。中焦虚寒,肝木乘土,故腹中拘急疼痛、喜温喜按。脾胃为气血生化之源,中焦虚寒,化源匮乏,气血俱虚,故见心悸、面色无华、发热、口燥咽干等。方中重用甘温质润之饴糖为君,温补中焦,缓急止痛。臣以辛温之桂枝温阳气,祛寒邪;酸甘之白芍养营阴,缓肝急,止腹痛。佐以生姜温胃散寒,大枣补脾益气。炙甘草益气和中,调和诸药,是为佐使之用。其中饴糖配桂枝,辛甘化阳,温中焦而补脾虚;芍药配甘草,酸甘化阴,缓肝急而止腹痛。六药合用,温中补虚缓急之中,蕴有柔肝理脾,益阴和阳之意,用之可使中气强健,阴阳气血生化有源,故以"建中"名之。

根据组成来看,小建中汤方即桂枝汤倍加芍药,再加饴糖。白芍为太阴脾经引经药,扶土抑木,加饴糖益气补中,诸药协同,共奏温中健脾,益气补虚,增强脾的健运功能,达到退黄的目的。再加生黄芪益气,炮附片温阳散寒。增强小建中汤益气、健脾、散寒之力。茵陈本为退黄圣药,阴黄为何不宜用茵陈。《本草从新》茵陈条:"阴黄宜温补,若用茵陈,多致不救。"《素问·至真要大论》言:"谨守病机,各司其属,有者求之,无者求之……必先五胜,疏其血气,令其调达,而致和平。"我认为,治黄不可以黄为意,应以病机为主,通过临床实践证明,小建中汤加生黄芪、炮附片治疗阴黄其效甚捷。以此推断小建中汤就是古人治疗阴黄的主方。

学生:老师,临床上您认为阴黄可有几种致病情况?

老师:阴黄的发生,临床上可有以下几种情况:①患者病前体质尚可,感受寒湿之邪,以致寒湿困脾;②患者病前脾阳素虚,感受湿邪后,湿从寒化,困阻中州;③开始为阳黄,在治疗过程中由于邪正消长或过用苦寒,致使脾阳日衰,湿从寒化,以致寒湿凝滞,瘀阻血脉,痰湿阻络,胆汁不能循其常道而行,浸渍于肌肤,发为阴黄。阴黄多表现为面色晦暗无泽,身倦怕冷,食纳不香,口淡不渴,喜热饮,腹胀便溏,舌苔薄白,或灰暗,脉沉缓或沉滑等。

学生:老师,论治阴黄有哪些需要注意的基本要点呢?

老师:通过上例的治疗,对于按阴黄论治的基本要点是,应以阴寒湿邪为主证,无明确热象,或见形寒肢冷,小便清长,脉沉细,舌质淡者,应当慎用桂附等大热之剂,特别应注意在虚实夹杂,寒热交错,正虚邪实的阶段,立法用药更应慎重。

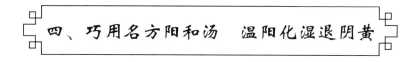

四、巧用名方阳和汤　温阳化湿退阴黄

【案例回顾】

这是一例会诊案例。

2016年5月13日,龙某,男性,45岁。患者于2016年1月初始觉食欲不振,厌食油腻,肢软乏力,尿深黄。2016年1月13日某医院门诊肝功能检查:ALT 260U/L,AST 241U/L,TBil 220.7μmol/L,DBil 140.2μmol/L,A/G 0.71∶1,即以"急性黄疸性肝炎"收入院治疗。经护肝、退黄、降酶治疗20余天,病情无明显好转,后经用地塞米松、苯巴比妥、熊去氧胆酸等药治疗至2016年5月初,仍效果不显,故请中医会诊。现症:面色较黑,目黄晦暗,形寒怕风,疲乏少力,纳少腹胀,尿深黄,大便溏,舌淡苔白滑,脉沉弦。证属阴黄,治宜温寒化湿,健脾和胃,利胆退黄。方用阳和汤加味。

处方:炮姜12g、鹿角胶(烊化)12g、党参15g、附片15g、干姜15g、白术15g、黄芪15g、甘草15g、车前草15g、车前子(包煎)15g、麻黄5g、肉桂

5g、茵陈20g、蒲公英20g、茯苓20g、丹参15g、赤芍15g、麦芽15g。每日1剂。服5剂后,精神转佳,形寒怕风减轻。宗前方稍事加减继服35剂,黄疸全退,诸症消失。

2016年7月21日肝功能检查:TP 69.1g/L,A 39.1g/L,G 30.0g/L,TBil 17.2μmol/L,DBil 2.3μmol/L,A/G 1.30:1,AST 20U/L,ALT 18U/L,继以香砂六君子汤加味作丸调治1个月。2017年12月随访,一切正常。

【师生问答】

学生:老师,您辨证处方不受书本困固,前一个病例使用了小建中汤,本案用了阳和汤,我们以前学过方剂,阳和汤是治疗寒凝阴疽的方子,您在这里为什么用来治疗黄疸呢?

老师:阳和汤出自《外科证治全生集》,原为阳虚寒凝,血滞痰阻而设。其所体现的治法为温阳通滞法,即具有温阳补血,散寒通滞之功效。主治阴疽,即漫肿无头,皮色不变,酸痛无热,口中不渴,舌淡苔白,脉沉细或迟细,或贴骨疽、脱疽、流注、痰核、鹤膝风等属于阴寒证者。临床常用于治疗骨结核、慢性骨髓炎、骨膜炎、慢性淋巴结炎、类风湿关节炎、无菌性肌肉深部脓肿、坐骨神经炎、血栓闭塞性脉管炎、慢性支气管炎、慢性支气管哮喘、腹膜结核、妇女乳腺小叶增生、痛经等证属阳虚寒凝者。

方中重用熟地,滋补阴血,填精益髓;配以血肉有情之鹿角胶,补肾助阳,益精养血,两者合用,温阳养血,以治其本,共为君药。少佐于麻黄,宣通经络,与诸温和药配合,可以开腠理,散寒结,引阳气由里达表,通行周身。甘草生用为使,解毒而调诸药。综观全方,补血与温阳并用,化痰与通络相伍,益精气,扶阳气,化寒凝,通经络,温阳补血以治本,化痰通络以治标。用于阴疽,犹如离照当空,阴霾自散,故以"阳和"名之。

本方温阳与补血并用,祛痰与通络相伍,可使阳虚得补,营血痰滞得除。在临床上辨证属于阳虚寒凝的阴黄患者,也经常处方阳和汤,达到温寒化湿、健脾和胃、利胆退黄、温经养血的目的。

学生:老师,临床上我们也遇到过一些患者仅仅通过皮肤或巩膜发黄不能明确判断为阴黄,为了能够便于辨证,是否可以从患者脘腹痞胀、食欲不振、大便稀溏等表现加以辨证呢?

老师:你说的这种情况也有,是对于我们辨证能力的考验。一般而论,阳黄起病急,病程短,黄如橘色而明,发热口渴,小便短赤,大便干结,舌苔黄腻,脉弦数或弦滑;阴黄起病缓,病程长,黄如烟熏而暗,脘闷腹胀,畏寒神疲,口淡不渴,大便时溏,舌淡白、苔白腻,脉濡缓或沉迟。

但阴黄与阳黄的辨证要点不能单以黄色鲜明与否来判定。临床上,对阴黄的诊断有一定的难度,前贤所述阴黄症状也不尽一致。

我认为临床上所见黄色晦暗与下列因素有关:一是患者的常色,若肤色素黑者,则黄多不鲜;二是黄疸持续的时间,黄疸久久不退,即使是湿热皆重的高度黄疸,亦可现黄色晦暗。故黄疸者,无论黄色鲜明与否,但见脘腹痞胀、食欲不振、大便稀溏、舌淡苔白、脉沉细迟等,则为阴黄无疑。正如《景岳全书》所言"凡病黄疸,而绝无阳证阳脉者,便是阴黄",《医宗必读》谓"脾肾虚寒,脉沉而细,身冷自汗,泻利溺白,此名阴黄"。

临床上曾见寒湿与阴虚相兼的阴黄证,症见面黄肤黄如烟熏,身常畏寒,手足心热,口干喜热饮,知饥不欲食,多食则胀,大便溏结不调,心烦寐差,小便短赤,舌质嫩红、舌苔微黄而厚腻,出现此类兼夹证,使阴黄诊断更为不易。关于脉象,亦难为凭,如重度黄疸的阳黄证患者,湿热之邪阻滞脉道,脉不见数而反见迟缓,状类阴黄。因此临证时不能仅凭脉之迟数来诊断阴黄、阳黄。总之,阴黄诊断的关键是要正确判断确是寒湿为病,故应详审病情,四诊合参,综合分析,去伪存真,方不致误。

学生:您的讲解清晰明了,谢谢老师。

老师:临床辨治阴黄,当衷中参西,结合现代医学治疗方法,达到及时消退黄疸、控制病情、改善疾病预后的目的。如病毒性黄疸型肝炎患者,应及时合理运用抗病毒、保肝、提高免疫等药物。同时,应注意饮食及情志的调理,巩固疗效。另外,阴黄多系慢性病变,难图速效,若立法正确,贵在守方。

学生:我知道了,谢谢老师。

第四节 慢性病毒性肝炎

慢性病毒性肝炎病史表现为:①既往有肝炎史(有时不明确),目前有较明显的肝炎症状,如乏力、食欲差、腹胀、便溏等;②肝大,质地中等硬度以上,可有黄疸、蜘蛛痣、肝病面容、肝掌或脾大(应排除其他原因);③谷丙转氨酶反复或持续升高或浊度试验长期明显异常,或血浆白蛋白降低,或白/球蛋白比例明显异常,或两种球蛋白明显增高,或总胆红素长期或反复增高;④肝外器官表现,如关节炎、肾炎、脉管炎、皮疹或干燥综合征等。慢性病毒性肝炎归属于中医的"胁痛""积聚""黄疸"等范畴。

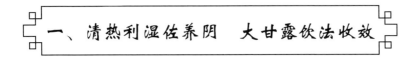

一、清热利湿佐养阴 大甘露饮法收效

【案例回顾】

一位精神萎靡不振的中年男子前来就诊,姓李,56岁,自诉患肝病有5年多了,病发时正当壮年,工作辛苦,纳寐、二便都好。曾因连续加班出现疲惫,时有乏力、纳差。随后感觉干活精力不如以前,后经肝功能检查出现异常(具体不详),曾多处求治,时好时坏,延续至今,并出现神疲倦怠、乏力,右胁肋部经常感到胀满不适。视其周身色黄如烟熏,皮肤干燥少泽,小便深黄而短,两足感觉发热,伸出被外为快,脘腹微胀,伴有齿龈出血,口咽发干,脉弦细数,舌绛少苔。肝功能:ALT 380U/L,TBil 155.4μmol/L,DBil 188.1μmol/L。

辨证属湿热伤津,蕴蒸发黄。治法以清热利湿,并养阴液。仿大甘露饮法。

处方:茵陈30g、黄芩10g、石斛12g、生地黄12g、麦冬10g、天冬10g、枇杷叶10g、沙参10g、枳壳6g。此方服至7剂,TBil降至74.2μmol/L,后因其出现衄血,加白茅根30g、水牛角(先煎)30g。

二诊:服7剂,TBil降至37.7μmol/L。后改用柴胡解毒方。

处方:柴胡15g、土茯苓15g、凤尾草15g、黄芩10g、草河车15g、炙甘草10g、茵陈15g、土鳖虫10g、茜草10g。

三诊:服14剂,ALT降至正常,后经调治半年余,其病获愈。

【师生问答】

学生:老师,甘露饮这首方子临床上用得较少,我们不太会用此方,可否请您帮助分析一下？

老师:好的。

甘露饮出于《太平惠民和剂局方》，由生地黄、熟地黄、天门冬、麦门冬、黄芩、枇杷叶、石斛、甘草、山茵陈叶和枳实构成。具有清热养阴、行气利湿的功效。

临床上多用甘露饮来治疗胃中客热，牙宣口臭，齿龈肿烂，时出脓血；目睑垂重，常欲合闭；或饥饿心烦，不欲饮食；目赤肿痛，不任凉药；口舌生疮，咽喉肿痛；疮疹已发未发；脾胃受湿，瘀热在里，或醉饱房劳，湿热相搏，致生黄疸，身面皆黄，肢体微肿，胸闷气短，大便不调，小便黄涩，或时身热。现在用于口腔炎、咽炎、齿龈肿痛，慢性扁桃体炎属阴虚而有湿热者。

临床阴津亏虚夹湿热内盛的病例并不少见。治疗颇为棘手，滋阴则助湿，化湿则伤阴。故对养阴药物当选清补之品，以期养阴生津而不助湿，如沙参、麦冬、玉竹、石斛、芦根之类；化湿当以味淡性稍偏平为主，以达利湿而不伤阴，如滑石、茵陈、薏苡仁之类。此外当选宣肃肺气之品，因肺居上焦，为水之上源，"上焦如雾"，通调水道，布散津液与周身，且开肺可化湿清热。《太平惠民和剂局方》为本证立甘露饮一方，构思巧妙，配伍合理，化裁得当，诚有奇效。以生地黄、熟地黄、石斛、天冬、麦冬养阴生津治疗阴津亏虚；肺为水之上源，肺气不清则水津浑浊化为湿热，以佐枇杷叶开肺化湿清热；佐茵陈、黄芩燥湿、利湿、清热来治疗湿热内蕴；湿邪易阻滞气机，气行则湿化，故佐枳壳理气化湿；用甘草泄热扶正。全方能够治疗阴虚夹湿或湿热伤阴所致诸多病证。

学生:谢谢老师！我们对本方有了更深一步认识。临床上湿热常常兼阴虚并存，治疗上有些矛盾的地方，如果利湿的话可能会加重阴虚，而如果滋阴的话，又会加重湿热病情，所以处理比较棘手，老师对此是如何理解并加以论治的呢？

老师:是的。慢性肝炎多湿热而素体阴虚，或湿热蕴久伤阴，或治疗黄疸过程中苦燥类药物过用伤阴，常出现"湿热未清"与"阴液耗伤"并存的现象。因利湿则易伤阴，滋阴则不利于祛湿，两者的矛盾解决不好反而会加重疾病的发展。阴虚与湿热之间相互影响，成为导致慢性肝炎病情不断进展、缠绵难治的重要原因。

关于治疗,我们可以从《伤寒论》中找答案,《伤寒论》第223条为"若脉浮发热,渴欲饮水,小便不利者,猪苓汤主之",第319条言"少阴病,下利六七日,咳而呕渴,心烦不得眠者,猪苓汤主之"。热盛伤阴,水热互结,则见发热、渴欲饮水、小便不利、咳而呕渴、心烦不得眠等症状,仲景治以猪苓汤。方中以猪苓、茯苓渗湿利水为君;滑石、泽泻通利小便,泄热于下为臣,君臣相配,既能分消水气,又可疏泄热邪,使水热不致互结;更以阿胶滋阴为佐,滋养内亏之阴液。诸药合用,利水而不伤阴,滋阴而不恋邪,使水气去,邪热清,阴液复而诸症除。仲景用猪苓汤养阴利水治疗水热互结伤阴证的思路,提示我们处理好阴虚与湿困的轻重关系,是解决慢性肝炎阴伤与湿困并存这一矛盾病机的关键。

学生:老师,当代医家治疗本病积累了丰富的临床经验,疗效也比较好,能否谈谈您所了解的医家是如何诊治此类证型的?

老师:好的。

当代很多名家对于湿热兼阴虚证型的慢性肝病均有相当丰富的治疗经验和方法。

如当代肝病专家汪承柏教授指出对慢性乙型肝炎阴虚湿困的诊治,应当遵循辨证论治的原则,根据湿困与阴虚的轻重程度不同,而采用祛湿养阴合治或分治的方法进行治疗。对于湿困较轻,苔腻而不厚者,可以在祛湿同时予以养阴。对湿困较重而不适于同时养阴者,治疗则应该先祛湿,后养阴。

又如方药中教授则认为对于慢性肝炎肝肾阴虚而兼湿热内蕴的患者,既要清其湿热,同时又不能重伤其阴。方氏常用《温病条辨》三石汤中的石膏、滑石和寒水石,名曰"减味三石汤",取其寒能清热、淡能渗湿、辛能散郁、甘能润养之力,避免苦寒化燥伤阴。并在临床运用时,常用此方与扶正方药如加味一贯煎、加味黄精汤等配伍,对改善患者的精神、食欲,降低转氨酶等,有较好的疗效。

还有谢东翰老先生治疗慢性乙型肝炎患者常使用疏肝健脾、养阴化瘀利湿的基本方治疗,统计发现,其对患者胁肋疼痛、乏力倦怠、脘闷腹胀、神疲懒言、食欲不振、口干口苦、大便稀溏、烦躁易怒、恶心呕吐、嗳气等症状有显著改善,对促进患者肝功能的恢复、转氨酶的复常、胆红素的代谢均有明显的作用。

学生:老师,中焦脾胃功能健全对于疾病的预后很重要,任何疾病的治疗过程中都要注重顾护胃气,而治疗慢性肝病时扶正健脾应该也很重要,可否请您详细讲解一下?

老师:你说得很对,不论何种疾病,在治疗上都应该关注脾土功能强弱。我认为治疗慢性肝病的扶正首先是注重健脾,祛邪常需顾护脾胃。沈金鳌说:"脾统四脏,脾有病,必波及之,四脏有病,亦必待养于脾。"虽然仲景以脾为核心的学术思想,对后世医家辨治黄疸病有广泛的影响。但仍有医家结合现代医学对慢性肝炎的定位认识,认为慢性肝炎的主病位是肝,应重在调肝。

针对这一问题,国医大师邓铁涛教授指出:西医所论肝脏,属消化系统,主要参与三大代谢,是人体中最大的营养加工厂。而从中医学角度来看,这些消化、吸收的生理功能除与肝(肝主疏泄而助脾之健运)有关之外,更主要是属于脾的功能(脾主运化)。再从临床上来看,慢性肝炎患者多数表现为疲倦乏力、食欲不振、四肢困重、恶心呕吐、腹胀便溏等一系列脾虚不运之症,亦有胁痛、胁部不适、头晕失眠等肝郁的症状。因此,本病病位不仅在于肝,更重要在于脾,从脏腑辨证而论,应属肝脾同病而以脾病为主之证。邓老根据《难经·七十七难》"见肝之病,则知肝当传之于脾,故先实其脾气",指出治肝炎应注重实脾,将健脾补气、扶土抑木作为治疗慢性肝炎的总原则。

祝谌予先生结合自己临床观察认为,慢性肝病临床以肝脾同病的类型最为多见。究其原因,一是脾胃为后天之本、气血生化之源,主运化饮食精微和水湿。有人囿于肝炎病毒致病之说,治疗时长期大量应用苦寒清利解毒药物,则损伤脾胃阳气,导致脾胃气虚,升降失常。二是慢性肝炎日久,邪毒留恋不解,可致肝气郁结,疏泄不畅,横逆侵犯脾胃,出现乏力神疲、纳差恶心、不耐劳累、腹胀便溏、低热头晕、舌淡胖、脉沉细等脾气不足症状,此时当以补脾为主治疗,使脾气充实,抗病能力增强则邪退病去身安。

学生:老师,对于本病,药物治疗很重要,但只是治疗的一部分,患者平素的自我调整也很重要,请问慢性肝病患者如何进行自我调节呢?

老师:关于慢性肝病自我调节的问题,其实是一个既简单又复杂的话题。一般来说患者应主要从以下方面做好自我调节:

第一,调节情志。树立战胜疾病的信心,面对疾病要有耐心。慢性肝病大多缠绵难愈,目前尚无根除方法,因此,首先应该清楚地认识到这种病治疗的复杂性,只有长期进行科学的治疗加上自身很好的调节,才能战胜它。应该有"既来之,则安之"的心态,不要怨天尤人,也不要因为给家人造成的负担和痛苦而经常自责。另外,要清楚地认识到慢性肝病是可防可治的,经过正确治疗同样可以享受健康的生活。总之,要知足常乐,有一个健康的心态。同时,一定要"戒怒",怒伤肝,要通过增加兴趣爱好来陶冶情操,如书法、绘画、垂钓等有利于调节情志。

第二,调节饮食。肝病患者首先要戒酒,酒精对肝脏的损害极大,必须戒除。饮食要注意以下几点:清淡的饮食,戒辛辣及油腻。过量食用辣椒、煎炸食品、动物脂肪及内脏均不利于肝病患者,肝硬化患者还应限制食盐的摄入。要多吃水果、蔬菜等富含维生素的食品,大便干燥者服用黑木耳、蜂蜜以保持大便通畅。容易消化的粥类食物对肝病大有益处,特别是加入茯苓、薏苡仁、山药等有利于健脾除湿。饮食还应注意定时定量,饮食要有规律,并注意卫生。不吃早餐不利于胆汁的排泄,晚餐营养过剩则往往导致脂肪储存过多,还不利于保证睡眠质量。肝病患者不喝浓茶,晨起喝一杯凉开水有利于排便和补充水分。

第三,调节起居。起居要劳逸结合。首先要注意休息,中医学理论中讲"人卧则血归于肝",充足的睡眠对肝病的康复很重要,睡眠还应按照自然规律作息,尽量避免熬夜。中医理论上讲"肝藏血""久视伤血",过多看电视、上网对肝病也是不利的。目前"过劳死"已成为一种社会病,要减少过劳,很重要的一方面是知足常乐,要"戒得"。同时,"过逸"对人也不利。"久坐伤肉,久卧伤气",活动太少则不利于气血循环及大便通畅,特别是脂肪肝患者不应过逸。肝性脊髓病患者要注意加强下肢锻炼以避免肌肉萎缩,促进康复。肝病患者还应节制性生活频率。

第四,锻炼身体。生命在于运动,适度锻炼对肝病康复非常有利。要注意掌握几个原则:运动适度、因人而异、循序渐进、持之以恒。运动适度就是不要过度,要以自己感觉不过于疲劳,身体舒适为度,尽量不从事运动量过大、过于激烈的运动方式;因人而异就是要根据自身的兴趣、爱好和身体条件决定,而不要盲从;循序渐进就是不要急于求成,锻炼的成效不会一蹴而就,只能慢慢来;持之以恒就是一定要坚持,冬练三九、夏练三伏,时间长了自能收效。而太极拳和健身舞作为比较好的锻炼方式,既老少皆宜又愉悦身心。

二、焦栀柏皮配茵陈 经方合用收速效

【案例回顾】

一陈姓男子,40 岁,于 2013 年 12 月 24 日入院。精神疲乏,食欲减退 12 天,眼黄 7 天。病初头晕无力,不思饮食,恶心厌油腻,上腹闷胀,继则尿色深黄如浓茶状,最近 7 天发现身目俱黄,舌干口苦,不欲饮食,大便秘结,既往有高血压病史。查体:血压 120/80mmHg,巩膜及皮肤明显黄染,心肺无异常发现,上肝界起自右侧第六肋间,下界于右肋下 1.0cm、剑突下 3.0cm 可以触及,中等硬度,明显叩触痛,脾未触及。肝功能检查:TBil 87.1μmol/L,DBil 47.2μmol/L,ALT 4 160U/L。

入院后症见:脉弦结,口干苦而不欲饮水,尿黄赤,大便秘结,考虑湿热内阻,气机不畅,为阳黄热重之象。取苦寒泄热,淡渗利湿法。用茵陈汤加陈皮、枳壳、厚朴、茯苓、滑石,服 3 剂后,大便仍干燥不行,脉数苔黄,乃改用茵陈蒿汤合焦山栀柏皮汤 3 剂,后大便转稀,饮食增加,舌净,脉数亦减。又用茵陈五苓散以通阳利湿 3 剂后,TBil 69.4μmol/L,ALT 2 000U/L。继续服用原方 1 个月,TBil 在 47.2~65.5μmol/L 之间波动,未见继续下降,ALT 降至 400U/L 左右。患者住院已达 40 天,仍眼目微黄,身微刺痒。舌苔薄黄,脉沉数。为肝胆湿热未清,用龙胆泻肝汤清泄之,5 剂后身痒虽除,却见恶心纳减,上腹不适。舌苔薄白,脉弦。因服苦寒有伤胃府,改用平胃之剂缓图之,以一味白茅根煎汤内服代茶。1 周后黄疸仍未见退,食纳不旺,黄疸仅略见下降,TBil 在 39.2~57.3μmol/L 之间波动,ALT 300U/L。因脉弦,虑其肝邪未净,立通络活瘀法。

处方:醋柴胡、当归、太子参、瓦楞子、橘叶、炙鳖甲、杭白芍、郁金、丝瓜络、桔梗、陈皮、木香。

二诊:服药 1 周后,黄疸终于全消,胆红素定量降至正常范围。但 ALT 仍在 200U/L。因患者夙有失眠症,一向睡眠不好,夜寐易惊。舌苔薄白,舌尖略红,脉两关浮大沉取略数,血压量近日来又见 140/100mmHg,因而认为必须从杂病入手,不应胶执在肝功能的谷丙转氨酶上,于是以《普济本事方》珍珠母丸加减。

处方:珍珠母、石决明、生龙齿、龙胆草、白蒺藜、青葙子、首乌藤、合欢皮、石菖蒲、茯神。

三诊:服上药 1 周后,患者睡眠好转,谷丙转氨酶亦降至正常范围,临床治愈。

【师生问答】

学生:老师,本案为何恢复较一般急性黄疸性肝炎为慢?

老师:这可能与患者年龄较大、夹有兼症(高血压),以及中期治疗辨证不够严谨有关。年龄大者一般恢复均较缓慢,在恢复阶段血压又复升高,睡眠长期不好,兼症互见,以致影响病程,中期用茵陈五苓散治疗达 1 个月之久,黄疸始终稽留在一定水平上,未能消失,是治疗不够灵活处,最后重视辨证,本症兼症互治。

学生:老师,本案患者辨证属于湿热内阻,气机不畅,为阳黄热重之象,使用了清热利湿为主要治则,您是如何认识"清利"之法的?

老师:本案辨证准确,起初取苦寒泄热、淡渗利湿法,用茵陈汤加陈皮、枳壳、厚朴、茯苓、滑石,服 3 剂后,大便仍干燥不行,脉数苔黄,热象亦重,遂改用茵陈蒿汤合焦山栀柏皮汤治疗,对于临床上大多数病例,皆辨证为湿热为患,多数为热重于湿,均可采用有清热利湿退黄功效的茵陈蒿汤加减治疗,亦可取得满意疗效。但部分患者症状不消失,一项或几项肝功能指标未能恢复,对这些病情较为顽固的患者,可采用清利为主,兼顾辨证的原则。主要体现在清利之法,不拘一方一法,并非纯用苦寒清利,还可以采用甘寒清利、化瘀清利、扶正清利等诸多方法,选用的药物除常用的茵陈蒿汤、茵陈五苓散外,还可以选取龙胆泻肝汤、三仁汤、黄连解毒汤、焦山栀柏皮汤等清利之剂加茵陈、白茅根等。

学生:老师,茵陈蒿汤是一首治疗黄疸阳黄的经典名方,请您谈谈对本方配伍的认识。

老师:可以。茵陈蒿汤为治疗湿热黄疸之常用方,《伤寒论》用其治疗瘀热发黄,《金匮要略》以其治疗谷疸。病因皆缘于邪热入里,与脾湿相合,湿热壅滞中焦所致。湿热壅结,气机受阻,故腹微满、恶心呕吐、大便不爽甚或秘结;无汗而热不得外越,小便不利则湿不得下泄,以致湿热熏蒸肝胆,胆汁外溢,浸渍肌肤,则一身面目俱黄、黄色鲜明;湿热内郁,津液不化,则口中渴。舌苔黄腻,脉沉数为湿热内蕴之征。治宜清热,利湿,退黄。方中重用茵陈为君药,本品苦泄下降,善能清热利湿,为治黄疸要药。臣以焦栀子清热降火,通利三焦,助茵陈引湿热从小便而去。佐以大黄泄热逐瘀,通利大便,导瘀热从大便而下。三药合用,利湿与泄热并进,通利二便,前后分消,湿邪得除,瘀热得去,黄疸自退。

茵陈蒿汤为治疗湿热黄疸之常用方,其证属湿热并重。临床应用以一身面目俱黄,黄色鲜明,舌苔黄腻,脉沉数或滑数有力为辨证要点。若湿重于热者,可加茯苓、泽泻、猪苓以利水渗湿;热重于湿者,可加黄柏、龙胆草以清热祛湿;胁痛明显者,可加柴胡、川楝子以疏肝理气。本方常用于急性黄疸型传染性肝炎、胆囊炎、胆石症、钩端螺旋体病等所引起的黄疸,证属湿热内蕴者。

学生:老师,您为什么会选用焦山栀柏皮汤和茵陈蒿汤加减治疗本案呢? 这个方剂有何特点?

老师:焦山栀柏皮汤出自《伤寒论》,说"伤寒身黄,发热,栀子柏皮汤主之"。本方功在清热利湿,适用于湿热内郁,热重于湿而里无结滞的阳黄证。症见身黄、发热、心烦懊恼、口渴、舌红苔黄。其热势虽重,但里无结滞,自无腹满之象,故用焦山栀柏皮汤清热泄湿。焦栀子清泄三焦湿热,黄柏清解腑脏结热,甘草既防栀、柏苦寒伤胃,又有扶脾解毒之功。本方以清泄里热见长,兼以祛湿,适于阳黄热重于湿之证,然本方药少力逊,临床常合茵陈蒿汤等,以增强其清利湿热之效。

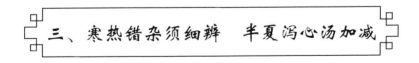

三、寒热错杂须细辨　半夏泻心汤加减

【案例回顾】

本案是引中医大家岳美中的医案。

徐某,男性,45岁。病情较久,1958年8月起,食欲不振,疲乏无力,大便每日2~4次,呈稀糊状,腹胀多矢气。曾在长春某医院诊断为慢性肝

炎,治疗10个月出院。此后因病情反复发作,5年中先后住院4次,每次均有明显的肠胃症状。1964年1月住入本院,8月7日会诊,经治医师汇报讲述病况:肝功能谷丙转氨酶略高,在150~191U/L之间,其他项目均在正常范围内,唯消化道症状不解,8个月来多次应用各种健胃、消胀、止泻、制菌西药与中成药治疗,终未收效。现仍食欲不振,口微苦,食已胃脘满闷腹胀,干噫食臭,午后脘部胀甚,矢气不畅,甚则烦闷懒怠,不欲室外活动,睡眠不佳,每夜多则入睡3~4小时,少则2小时,肝区时痛,望其体形矮胖。舌苔白润微黄,脉沉而有力,右关略虚,为寒热夹杂、阴阳失调、升降失常的慢性胃肠功能失调病症,取用仲景半夏泻心汤,以调和之。

处方:党参9g、清半夏9g、干姜4.5g、黄芩9g、黄连3g、大枣(劈开)4枚,以水500ml煎至300ml,去渣再煎取200ml,早、晚分服,日1剂。

复诊:药后诸症逐渐减轻,服至40余剂时,食欲增进,腹胀有时只轻微发作。精力较前充沛,大便基本成形,肝区疼痛基本消失,睡眠增加。

1965年2月5日再次复诊时,前症复作,仍处半夏泻心汤,10余剂后,效验不著,改服附子理中汤,7剂后,诸症不唯不减,反心下胀闷加剧,大便次数增多。复又用半夏泻心汤加茯苓,20余剂,获得显效。后来大便不实次数增多及心下痞满,服用甘草泻心汤、半夏泻心汤诸症平复。

【师生问答】

学生:老师,半夏泻心汤为《伤寒论》中的一首名方,请您谈谈临床心得可以吗?

老师:半夏泻心汤是《伤寒论》中调理脾胃的经典方剂之一。脾胃同居中焦,为气机升降及水饮上达下输之枢机。脾主升,胃主降,脾胃功能正常,则清气得升,浊阴得降。脾胃功能失常,则清气不升,浊阴不降,在上则为呃逆、反酸、嗳气等,在中则为腹痛、腹胀、痞满等,在下则为肠鸣、下利等。故而治疗脾胃疾病,首要关键在于调理脾升胃降的功能。又"太阴湿土,得阳始运;阳明燥土,得阴自安","脾喜刚燥,胃喜柔润","脾为阴脏,脾虚易湿盛;胃为阳腑,胃病多热盛",所以脾胃为病,多见湿热互结,寒热错杂之证。半夏泻心汤则正对以上病机而设,脾胃肝胆疾病中用之最广,如现代疾病中的胃食管反流病、慢性胃炎、胃溃疡、十二指肠溃疡、功能性消化不良、慢性结肠炎、慢性肝炎、早期肝硬化等。

本方中半夏、干姜两药具辛温之性,能散结消痞;黄芩、黄连苦能降泄,燥湿清热;人参、甘草、大枣药性甘平,补脾益胃。方中半夏、干姜为辛开药组,黄连、黄芩为苦降药组,人参、甘草、大枣为补虚药组,全方配伍特点为寒热并用,补泻兼施。方中半夏配黄连为调胃肠、理气机、和阴阳的最基本配伍。半夏辛温,善化痰散结,和胃降逆。黄连苦寒,善清热燥湿,调胃厚肠。两药配伍,用半夏之辛温,开壅结之痰湿,以黄连之苦降,清痰湿之热结。两药合用,辛开苦降,疏理气机,调和胃肠,寒温并施,清热无碍祛湿,燥湿又无碍清热,具相辅相使之妙,有散寒清热、和胃降逆、开郁散结之功。一阳一阴,一温一寒,是调和胃肠、协理阴阳、疏理气机最经典的药对。本方用于寒热错杂之痞证。临床应用以心下痞,但满而不痛,或呕吐,肠鸣下利,舌苔腻而微黄为辨证要点。

学生:老师,半夏是临床上的常用药,请您谈谈本方中半夏的作用和配伍特点。

老师:刚才已经讲了,方中半夏、干姜两药具辛温之性,能散结消痞;黄芩、黄连苦能降泄,燥湿清热;人参、甘草、大枣药性甘平,补脾益胃。方中半夏、干姜为辛开药组,黄连、黄芩为苦降药组,人参、甘草、大枣为补虚药组,全方配伍特点为寒热并用,补泻兼施。

半夏一药,《伤寒论》皆用生者,再经热水洗后而用之,取其减毒之意。半夏在《伤寒论》中主要有以下几种功用:

1. 呕者用半夏。《伤寒论》方后多注有"呕者加半夏",可见半夏为降逆止呕之良药。

2. 涤痰化饮。《伤寒论》中对于痰饮之证,多用半夏以涤痰化饮,如心下支饮、心下痞、溢饮、头眩、眩悸等证,多用半夏以涤痰化饮,取"病痰饮者,当以温药和之"之意。

3. 心下痞证用半夏。张仲景对于心下痞证,多用半夏泻心汤及类方加减治疗,可知半夏为治疗心下痞证之主药。

4. 散结消痞用半夏。对于胸中、心下之热结,张仲景多用半夏加减而消痞散结,如小陷胸汤、瓜蒌薤白类方等。

临床上经常使用半夏,可将其常用配伍简要归纳如下:

1. 半夏配生姜,常用于和胃止呕(寒证),如小半夏汤。

2. 半夏配干姜,常用于温肺化饮,如小青龙汤。

3. 半夏配黄连,常用于辛开苦降,散结除痞,如半夏泻心汤。

4. 半夏配麦冬,常用于火逆上气,咽喉不利,如麦门冬汤。

5. 半夏配茯苓,常用于健脾化痰,和胃降逆,如二陈汤。

6. 半夏配厚朴,常用于行气散结,降逆化痰,如半夏厚朴汤。

半夏之用,有化痰降逆之能,善化各种痰证。在临证中治疗相关疾病,凡遇胃胀不舒、呃逆、嗳气、反酸等胃气不降或胃气上逆证,多喜用半夏,一般热证加黄连,寒证加干姜。此外,痰湿为患者,也多用半夏,寒痰者以二陈汤加减为主,热痰者以黄连温胆汤加减为主。

学生:老师,在本方中,黄连的作用也很重要,和半夏一升一降,可否请您结合临床经验谈谈黄连的用法和配伍呢?

老师:黄连一药,经方用之较广,大致功用如下:

1. 心中烦用黄连,如心中烦、不得卧的黄连阿胶汤,方中用黄连清心火。

2. 清热止痢用黄连,如葛根芩连汤中用黄连清肠中之热邪。

3. 心下热痞,如治疗痰热互结的小陷胸汤即用黄连清心下之热,又如泻心汤类方中用黄连清心下之热(胃)。

《本草思辨录》说:"黄连之用,见于仲圣方者,黄连阿胶汤、泻心汤,治心也;五泻心汤、黄连汤、干姜黄连黄芩人参汤,治胃也;黄连汤,治脾也;乌梅丸,治肝也;白头翁汤、葛根芩连汤,治肠也。其制剂之道,或配以大黄、芍药之泄,或配以半夏、栝蒌实之宣,或配以干姜、附子之温,或配以阿胶、鸡子黄之濡,或配以人参、甘草之补,因证制宜,所以能收苦燥之益而无苦燥之弊也。"这段文字对仲景黄连之用进行了很好的解释,值得借鉴。

黄连临证运用很多,使用得当可治愈很多疑难疾病。但黄连性苦寒,善清心、肝、胃、大肠之火,具清热燥湿,泻火解毒之功。我在临证中遇上焦热盛、心肝火热、胃中实火、大肠湿热、热毒下痢、阴虚火旺、湿热诸疾、热毒疮疡等,皆用黄连以清热,一般实火者用量大些,虚热者用量小些。

学生:老师,本案慢性肝炎所致肠胃功能失调,治疗上应注重哪方面呢?

老师:本案肝炎所致肠胃功能失调,从此次住院情况来看,虽曾反复且较长时间地应用西药治疗,均未获得满意效果,中药治疗后,短期内即症状基本消失,反映出中药对调整肠胃功能有一定作用,唯诊断治疗必须丝丝入扣,前期措施可谓得当。后期之治,初予半夏泻心汤10余剂不效,岳氏认为以往长期应用芩连之苦寒,阳明之邪热已清,太阴虚寒忽略了心下属胃与口苦胀闷为胃邪犹在之征,遂用附子理中汤,适助其热,致病情加剧,后改用泻心汤,又奏卓效,两方之治,一在脾,一在胃,一在温中补虚,一在和解寒热,应用时当注意。

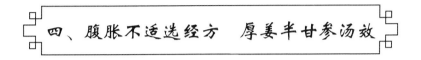

四、腹胀不适选经方　厚姜半甘参汤效

【案例回顾】

白某,男性,39岁。初诊日期2014年1月24日。患慢性肝炎6年,两胁间歇性疼痛,大腹胀满,纳食乏味,嗳气频频,肠鸣矢气,大便溏薄,每日2次或隔日1行,曾先后住院5次。疗效不佳。诊得六脉虚迟无力。舌胖大,苔腻而浮,缘起病于早年饥饱劳役,脾胃升降失职,健运无权,恰与《伤寒论》"发汗后,腹胀满者,厚朴生姜半夏甘草人参汤主之"之证相符。

处方:厚朴9g、生姜6g、半夏6g、党参9g、炙甘草6g。

复诊:患者服药20剂,腹胀大减,除胁有隐痛之外余症均除,脉较前有力,精力充沛,出院返回工作,嘱再服一段时间半夏泻心汤及补中益气丸为善后调理。

【师生问答】

学生:老师,请问本案为什么选取厚朴生姜半夏甘草人参汤呢?

老师:本案出现脾虚胀满为主要症状,医者根据辨证选取厚朴生姜半夏甘草人参汤治疗。本方选药非常精当,制方十分严谨,配伍颇具深意。方中君以味苦性温之厚朴,善于下气行散,除胃中滞气而燥脾,泄满消胀最宜;臣以辛温之生姜、半夏,前者宣散通阳,行胃中滞气,后者开结豁痰,降胃中逆气,两者与厚朴为伍,苦降辛开,温阳行气,使泄满消胀作用更强。但因所治之胀满为脾虚气滞所致,若只消不补,则脾气难复,邪气易于复聚,故佐以甘草补气益脾,兼调和诸药;由于甘草补中之力较弱,故使以少量人参增强其作用,如此配伍,对脾虚气滞之腹胀满,则能收消而不伤,补而不滞之功。然而,本方如不通过临床实践,实难以体会其妙用。

临床实践证明,厚朴生姜半夏甘草人参汤对脾虚气滞之腹胀满,确系消补兼施之良剂。若能巧施化裁,使"病皆与方相应者,乃服之",必有良效。一般而言,兼表者加苏叶、藿香;兼胃热吐逆者加黄连、苏叶;气滞较甚者加大腹皮、陈皮;兼食滞者加焦三仙、砂仁;兼中阳不足者加干姜、荜茇;兼痞者加枳实、白术;兼胸胁胀满者加青皮、香附;兼气逆而痛者加吴茱萸、肉桂;兼血瘀者加莪术、赤芍;兼便秘有热者加枳实、大黄;若气虚不明显者可酌减人参,反之可酌加其用量。

应用时要注意以下几方面:

第一,本方是为脾气受伤、运转失常所引起的腹胀满证而设,并不能通治其他腹胀满证。以《伤寒论》来说,全书涉及腹满辨治的原文有 26 条之多,其中寒热虚实之证俱有,病机非常复杂,治法亦因之而异,千万不能混淆。

第二,脾虚气滞之胀满,亦应辨明"虚"与"滞"的主从。以虚为主者,多微满而不胀,自应以补虚为主,佐以理气;以滞为主者,多满而且胀,又当以消为主,佐以补虚。本方厚朴、生姜、半夏用量较大,人参、甘草用量较小,显然是以消为主,以补为辅。明乎此,则可得心应手地扩大本方的应用。

学生:厚朴生姜半夏甘草人参汤是治太阳病发汗后所致的脾虚气滞腹胀满证的,是不是就意味着该方已失去了实际意义?脾虚气滞之胀满如何进行辨证治疗呢?

老师:临床实践中,真正用本方治太阳病发汗后所致的脾虚气滞腹胀满证的机会并不多,但并不意味着该方已失去了实际意义。因该方具消胀除满、补泄并行之功,凡病机与之相同的证候,无论成因为何,皆可用之,并能收到较好的疗效。

医家对此早有体验,正如周凤歧所说"遇脾虚作胀者,辄借用之。而脾虚夹积,泄泻不节,投之犹有特效"。王孟英还特别指出:"古今治霍乱者,从未论及此方,余每用之以奏奇迹。"其实,不少治疗脾胃不和、中焦气机升降失调的效方,亦多从此方化裁而来。现今用以治疗急性或慢性胃炎、肠扭转、胃肠道外科手术后、慢性消化不良、胃肠功能失调等症,而见脾虚气滞作胀者,只要用之得当,加减得宜,都能收到满意的效果。我认为脾虚气滞之胀满,应辨明"虚"与"滞"的主从。以虚为主者,多微满而不胀,自应以补虚为主,佐以理气;以滞为主者,多满而且胀,又当以消为主,佐以补虚。本方厚朴、生姜、半夏用量较大,人参、甘草用量较小,显然是以消为主,以补为辅。本方是为脾气受伤转运失常所引起的腹胀满症而设,并不能通治其他腹胀症状。应该注意厚朴、生姜要等量而且用量要大,参、草用量宜小,反之则胀满难除。

学生:临床上胀满情况很多,比如虚满和实满,如何选方治疗?

老师:临床上胀满疾病可以从三种情况来论治:一是虚胀,特征为腹满时减、喜温喜按,得温得按则减轻,治用理中汤类温中散寒。二是实胀,特征为"腹满不减,减不足言","按之痛",治用承气汤类通泻里实。三是厚朴生姜半夏甘草人参汤证,证属虚中夹实,腹胀满一般多表现为上午轻,下午重,傍晚尤重,但胀满发作的时候不喜温按。在病机上以脾气虚弱为本,痰湿阻滞、气机不利为标,属虚实夹杂。

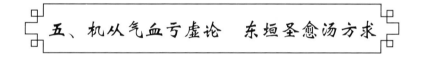

五、机从气血亏虚论　东垣圣愈汤方求

【案例回顾】

陈某,男性,41岁,初诊日期2014年3月10日。2009年6月14日在某医院肝功能检查,ALT 340U/L,肝大,质软。诊断为"肝炎"。连服中西药2个月余,2009年8月复查,ALT 400U/L以上,尿胆红素和尿胆原均阳性。患者曾就诊于某中医院,服中药多剂无效。自2010年9月1日至2013年春,多次肝功能检查ALT在600U/L以上。2013年10月肝CT扫描,怀疑早期肝硬化。在长期治疗中,医者以因舌苔黄白,认为是湿热久郁,频投清热利湿、活血化瘀之剂,到2014年春,患者前后服中药达千余剂之多,未获显效。2014年3月9日肝功能检查:ALT 480U/L,TBil 109.7μmol/L。诊其脉左寸关沉紧,舌嫩红有纵横小裂纹,有时渗出稀血水,牙龈亦出少量血,服破血药时更甚,肝掌。患者自幼有手抖唇颤的宿疾。清化治法既不效,且有副作用,主要矛盾已形成血虚欲脱,气馁无权之候,应以补血益气剂治之,投以东垣圣愈汤。

处方:当归 15g、白芍 12g、川芎 6g、熟地黄 15g、黄芪 15g、党参 9g。

二诊:脉左关弦细,弦为阴脉,细则血虚,舌嫩红稍好,仍有裂纹,牙龈尚有血,口干,肝仍大。肝功能检查:ALT 170U/L、TBil 62.1μmol/L。患者 4 年以来,首次肝功能检查指标好转。仍予原方加丹参,以助四物活血祛瘀生新,并每日服大黄䗪虫丸 1 丸(分 2 次服下)。

三诊:患者服方 50 余剂,除手抖、唇颤痼疾外,症状均减轻,肝功能检查已完全正常,精神旺盛。因左关脉仍稍弦,舌裂处有时出血,仍日服大黄䗪虫丸 1 丸,继续观察。

【师生问答】

学生:老师,慢性肝炎一般多采取清热利湿化瘀为主,本案为何用圣愈汤加味?

老师:慢性肝炎病的治法,一般多采取清热利湿化瘀为主,在初、中期是有效的,岳美中认为,若病程过长,甚至 3~5 年不愈并有肝硬化倾向者,则应考虑是否久服攻利克伐之剂有伤气血,损及阴阳。在脘闷胁痛(多刺痛)等瘀滞症状与肝功能不正常,亦宜顾及是无力康复,或正虚似邪,宜慎重投药。如果有虚象则以四物养血,相应加入其他药,如加丹参以助四物活血祛瘀生新,可以消除症状,恢复肝功能。

学生:老师,圣愈汤是由其他方剂衍化而来的吗?

老师:是的。以"圣愈汤"为名的方剂最早见于李杲所撰的《兰室秘藏》,是方由生地黄、熟地黄、川芎、当归、人参、黄芪六药组成;元代朱震亨将该方之生地黄易为白芍而收入《脉因证治》中,亦名为"圣愈汤";《医宗金鉴》作者在朱氏方中又加入柴胡一味,仍然以"圣愈汤"名之,如此衍化发展的结果形成了诸多名同而实异的"圣愈汤"。由上可见,本方借鉴了李杲的制方思路,仅将李氏"圣愈汤"中的生地黄易为白芍,由于较之其他同名之方更为后世医家所习用,因而得以广为流传,沿用至今。本方以四物汤加人参、黄芪大补元气而成,故既有气血双补之功,又有补气摄血之力。

学生:圣愈汤有何配伍特点呢?

老师： 本方所治之证，属于气血两虚。方中人参、黄芪补气，当归身、生地黄、熟地黄、川芎补血滋阴。配合成方，有补气养血之功。气旺则血自生，血旺则气有所附。喻嘉言论本方说："按失血过多，久疮溃脓不止，虽曰阴虚，实未有不兼阳虚者，合用人参、黄芪，允为良法。凡阴虚证大率宜仿此。"临床常用于出血过多，血虚而气亦虚，以烦热、烦渴、睡卧不宁、心慌气促、倦怠无力、舌质淡、苔薄润、脉细软等为辨证要点。

学生： 桃红四物汤、圣愈汤在组成中均含有地黄、当归、芍药和川芎，那两方有什么不同呢？

老师： 桃红四物汤、圣愈汤在组成中均含有地黄、当归、芍药和川芎。桃红四物汤多桃仁、红花，因此偏重于活血化瘀，适用于血虚兼血瘀所致的月经不调、痛经等。而圣愈汤则加用参、芪以补气摄血，故适用于气血两虚而血失所统的月经先期量多等。圣愈汤是在四物方剂里加上两种常见的补气药品，党参（或人参）和黄芪，其对应的是气弱较明显者。

学生： 前人有说"肝无补法"，本案使用气血双补的圣愈汤，您是如何考虑的呢？

老师： 肝脏"体阴用阳"，体阴是指藏有阴血，用阳是指其具有升发、疏泄、动摇功能，在志主怒而为刚脏，肝气易旺，肝阳易亢。体阴和用阳是矛盾而又统一的，肝脏在正常生态时，肝气、肝阳不致亢旺，全赖阴血的涵养柔润，如果阴血亏虚，不能濡润肝木，则不免热生阳升风动，出现内风病症，头晕目眩、摇头、震颤、口眼歪斜，甚则痉厥昏仆、语言謇涩等症状。"肝肾同源"，补肾水以滋肝阴，肝阴足则化风燥为柔和，故又称柔肝。肝阴不足常见头晕，两目干涩，口干便结，舌红苔少而干，方用杞菊地黄丸，即六味地黄丸加枸杞子、菊花。肝阴不足，常先是肾阴亏虚所致，所谓"水不涵木"是也，故滋补肝肾需同时进行（滋水以涵木）。肝主藏血，肝血不足临床常见头晕、面白、唇淡、眼睑淡黄、眼花、指甲及舌质色淡少华，妇女更有月经量少或停经等，方用圣愈汤，即四物汤加党参、黄芪。以上柔肝和养肝两法，一补肝，二补血，都是补肝的方法。前人说"肝无补法"并不完全符合临床实际，只能说肝病实证多、虚证少，故用泻法的机会多，而用补法的机会少。本案患者亦是如此，因为出现了肝血亏虚，处方圣愈汤即是对证。

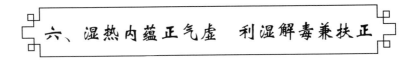

六、湿热内蕴正气虚 利湿解毒兼扶正

【师生问答】

学生：老师，慢性肝炎的治疗上，如何理解扶正需解毒，湿热要彻除呢？

老师：从病毒性肝炎的整个转归来看，病的发生是"因虚而病"，也就是外邪之所以能够入侵，是以脏腑气血功能失调为其内因根据。进展过程是由"实证"到"虚证"，由气分到血分。整个病程的转化，内虚是矛盾的主要方面。由于内虚不能抵御外邪(祛邪外出)，急性肝炎也就逐渐发展成为慢性肝炎。强调在扶正的基础上，尚且不能掩盖余热未清、余邪未尽和湿热蕴毒等另一种倾向的存在。所以在扶正为主调整脏腑、气血功能的基础上，不能忘记清热解毒的祛邪措施。

学生：老师，湿热未清、余邪未尽又是怎么理解的呢？

老师：所谓湿热未清，余邪未尽，我的看法是一方面是在急性期治疗不彻底余邪残留潜伏，另一方面应看到由于调护失宜，和脏腑、气血功能失调，特别是脾胃功能的失调，运化失职、湿热尚可继续内生，祛之未尽，又复再生。如果治疗与调护得当，湿化热去毒已解，单纯扶正也是可以的，即所谓"扶正以祛邪"。但是慢性肝炎是消化道疾病，脾胃运化呆滞，余邪残留和蕴生的可能性持续存在。所以，在慢性肝炎的治疗应当是在扶正的基础上，根据病情佐以祛湿解毒之品。一方面可以继续祛除未尽之余邪，另一方面可以在新蕴生的湿热毒邪尚处于微弱之际，一举歼灭，湿热才能彻底清除。使祛除余邪也有利于正气的恢复。在用药上，一般讲祛邪之剂每多苦寒，扶正之品每多甘温，长期服用甘温也易于蕴热，所以配合苦寒之剂，也寓有反佐之意。

学生：老师，在肝功能有损害的情况下，应如何扶正祛邪呢？

老师：临床出现肝功能损害，多呈单项谷丙转氨酶增高或反复波动，胆红素多属正常或轻度异常，肝脏可增大，触之疼痛或有叩击痛的患者，同时还要根据症状特点,按照三焦病位来分析。若偏于上、中二焦,应佐以芳化解毒,若偏于中、下二焦,应佐以燥湿解毒,若温热下注膀胱,应佐以清热利湿解毒,所以扶正之中仍需配合解毒,湿热才能彻底清除。

学生:老师,治疗慢性肝炎中,如何理解"见肝之病,知肝传脾"?

老师:慢性肝炎病程长,病情复杂,虽然大部分预后较好,但是也有少部分患者逐渐恶化,甚至发展成为肝硬化。因此,平时强调在急性期要合理地治疗和休息,预防发展成为慢性肝炎,即所谓重点要预防。如若已发展成为慢性肝炎,在辨证分析上应当从整体观念出发,注意气血的盛衰和各个脏腑的功能情况,详察其辨证归类,并根据其阶段特点,抓住主要矛盾,分辨兼夹证候和相互转化的规律,完全根据中医的基本理论辨证论治,在施治方案的拟定上要注意邪正交争的病理实质,在调理脾、肾、肝的时候,见肝之病,知肝传脾,故治疗中州又要当先,同时从肝炎的发病机制中,体会到痰阻血络,瘀血凝络的特点,仍应继续化痰通络。活血化瘀之中又要养阴软坚。对于潜伏未清之余邪(温热),又当在扶正之中注意清热利湿解毒,祛除残留之湿热,使之既不能继续存在,又不能随意再生,以达到彻底治愈的目的。

学生:原来如此,谢谢老师。

老师:好,现在来看下一个病案。

郭某,男性,40岁,初诊日期2012年3月2日。现病史:患者于2000年时患急性病毒性肝炎,经休息、治疗痊愈。2011年11月又复发,除见有明显消化道症状外,肝功能异常,ALT 374~484U/L,TBil 78.2~119.5μmol/L。2012年3月1日,ALT 533U/L,TBil 118.2μmol/L。当时症见头晕,右侧胸胁发憋,阵阵作痛,嗜睡,肠鸣,大便日解2次。本次复发以来,在门诊服用中药养血益气、清利湿热之剂,肝功能损害反而加重。近来症状及肝功能始终未见好转,2012年3月1日请会诊,当时症见腹胀,胸憋,睡眠不安,背痛,鼻衄,胁痛。检查:腹平软,肝在肋下2cm、剑下3cm,质中度硬,脾于肋下2cm。舌苔薄白,脉弦滑数。

西医诊断:慢性肝炎活动期。

中医辨证:肝郁血滞,痰阻血络,湿热未清。

治法以疏肝清热,活血化痰。

处方：柴胡 10g、焦栀子 10g、旋覆花 10g、代赭石 15g、瓜蒌 12g、杏仁 10g、橘红 10g、赤芍 15g、白芍 15g、丹参 15g、香附 10g、郁金 10g、藕节 12g、小蓟 15g、草河车 10g、藿香 10g。

二诊：复查肝功能：ALT 330U/L，TBil 83.5μmol/L。原方继续服用，另加乌鸡白凤丸 1 丸，中午服。

三诊：症状有所好转，但仍感肝区发憋，食纳不香，大便稀黑，肝功能检查结果：ALT 220U/L，TBil 77.3μmol/L。舌苔无殊，脉沉弦。湿热渐轻，已见肝脾两虚之象，酌加调补肝脾之剂。

处方：党参 12g、焦白术 10g、藿香 10g、杏仁 10g、橘红 10g、白芍 15g、当归 10g、苏梗 10g、续断 18g、郁金 15g、泽兰 15g、旱莲草 15g。另：五味子 120g、丹参 30g，共研细末，每服 3g，日服 2 次，中午加乌鸡白凤丸 1 丸。

四诊：复查肝功能：ALT 140U/L，TBil 54.6μmol/L，自觉仍胸闷、发憋，饮食未增。血象检查：白细胞和血小板均正常。上方去苏梗、续断、郁金、泽兰、旱莲草，加黄精 15g、鳖甲 15g、生黄芪 15g、女贞子 24g、茯苓 12g、焦三仙 30g，中午加服河车大造丸 1 丸。按上方稍加减继服 2 个月余。2012 年 7 月 6 日复查肝功能已正常，2012 年 7 月 25 日，肝 CT 示肝脏大小基本正常，左叶稍大（向左），放射性分布均匀，脾显影，未见占位性病变。患者于 2012 年 11 月恢复 8 小时轻便工作。2014 年 9 月 17 日门诊随诊，近 1 年来一直工作，复查肝功能基本正常，肝脾未触及，耐受正常工作，继续门诊观察。

学生：老师，本案病程已 10 余年，本次复发，肝功能持续异常，有正虚，但是邪实仍在，应该抓住哪些特点进行临证？

老师：确实如此，本患者总病程已 10 余年，本次发作肝功能持续异常，症见头晕，胁痛，胸憋，腹胀肠鸣，鼻衄，大便日解 2 次，肝脾大，舌苔薄白，脉弦滑数，证属肝郁血滞，痰阻血络，湿热未清。虽有正虚但是邪实仍在。湿热的存在估计有两种可能性，一则湿热未彻底清除，二则肝郁日久肝脾失和，湿热内生，血瘀日久则瘀热丛生。开始治疗曾以益气养血扶正为主，稍佐祛邪，因为邪羁日久，蕴热易生，如以补虚为主，则闭门留寇，症状不减，肝功能持续异常。临证抓住患者的证候特点，先以清利肝胆湿热为主，佐以活血化痰，清热解毒。

学生:老师,本案为肝郁血滞,痰阻血络,湿热未清。治法以疏肝清热,活血化痰,投方用药上有什么高招呢?

老师:运用方药以杏仁、橘红、瓜蒌、旋覆花和胃化痰,配合赭石消痰浊,柴胡、香附、郁金、丹参、藕节、赤芍、白芍疏肝行气,活血通络,焦栀子、小蓟、草河车清热解毒,藿香芳香化湿,药后症状有所好转,谷丙转氨酶逐渐下降,但是肝区发憋、食纳不香、大便稀溏仍在,说明肝脾不和证候仍在。于是转而调补肝脾为主,其中活血化瘀之剂贯穿始终,待症状基本好转,肝功能恢复后,又加入活血软坚和补益肝肾之剂,养肝血,化肝郁,结果症状消失,肝功能恢复正常,肝脾回缩至正常范围。关键在于正确处理祛邪与扶正的辩证关系,虽因久病体自虚,但是湿热若在,仍应先清而后补,否则徒补无益,反而有害。

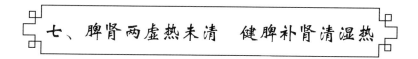

七、脾肾两虚热未清　健脾补肾清湿热

【案例回顾】

曾某,男性,36岁。初诊日期 2007 年 10 月 6 日。病史:患者于 2007 年 12 月患急性病毒性肝炎,肝功能持续异常 4 个月,曾服中药,自觉腹胀、胁痛,乏力,食欲不振,尿混浊,大便溏,腰酸,足跟痛。检查:肝脾未触及。4 年来肝功能反复异常。2010 年 10 月 5 日肝功能检查:ALT 658U/L,TBil 115μmol/L。曾在服用肝炎片,肝功能稍有好转,2011 年 1 月 4 日,ALT 455U/L,TBil 132μmol/L,肝区痛,胸闷,足跟痛仍在,进食好转,大便不畅,小便黄。舌苔白腻,脉沉弦。

西医诊断:慢性肝炎。

中医辨证:脾肾两虚,湿热未清。

治法:健脾补肾,清利湿热。

处方:生黄芪 15g、青黛 10g、白头翁 15g、秦皮 15g、生甘草 10g、五味子 12g、藿香 10g、佩兰 10g、焦白术 12g、白芍 15g、泽兰 15g、龙胆草 10g、续断 15g、淫羊藿 15g。

二诊:经上方服 50 剂,2011 年 4 月 2 日,自觉腹部胀气,胃纳不佳,呃逆,胁痛,症见肝胃不和,足跟痛仍在,尿深黄。苔白,脉沉细。加用疏肝和胃之品。

处方:旋覆花(包煎)10g、赭石 10g、焦三仙 30g、生黄芪 15g、青黛10g、五味子 12g、藿香 10g、佩兰 10g、生甘草 10g、白芍 15g、泽兰 15g、焦白术 12g、续断 15g、龙胆草 10g、淫羊藿 15g。

三诊:自述足跟痛减轻,大便稀黏不畅,日解一次,食纳尚可,复查肝功能:ALT 600U/L,TBil 127μmol/L,胆固醇 7.36mmol/L。

处方:生黄芪 15g、茵陈 15g、白头翁 15g、秦皮 15g、青黛 10g、五味子 12g、藿香 10g、佩兰 10g、龙胆草 10g、白芍 15g、泽兰 15g、焦白术 12g、续断 15g。

四诊:体重增加,乏力明显,大便稀;足跟痛仍在,饥饿时肢颤心悸,出汗,舌苔薄白,脉沉。复查肝功能:ALT 455U/L,TBil 119μmol/L,胆固醇 8.14mmol/L。

处方:生黄芪 15g、仙茅 12g、淫羊藿 12g、白芍 15g、当归 12g、香附10g、黄精 12g、何首乌 12g、马尾连 6g、远志 12g、小蓟 15g、金钱草 30g。

五诊:继服上方,自觉症状减轻,仍感足跟痛。复查肝功能:ALT 正常,TBil 76μmol/L,胆固醇 7.29mmol/L。继服上方,症状基本消失,至 2011 年10 月 13 日两次复查肝功能均属正常。服用健脾舒肝丸、滋补肝肾丸巩固疗效,恢复轻工作,门诊观察至 2012 年 8 月肝功能均正常。

学生:老师,本案始于急性病毒性肝炎,病程 5 年有余,正虚又有湿热残留的双重矛盾如何处理呢?

老师:从本案临证看,患者病程已 5 年余,始于急性病毒性肝炎,久病体自虚,伤及肝、脾、肾和气血。症见腹胀、胁痛、便溏、尿混浊等,说明湿热仍羁出于中、下二焦。患者正虚而湿热未清,开始治疗时扶正与祛邪并用,因其湿热残留下焦,临床上用藿香、佩兰芳香化浊开中焦,白头翁、秦皮清利湿热,龙胆草清肝胆。历时月余后,中、下焦症状已减,又见有腹胀、胁痛、呃气、胃纳不佳等中、上焦湿热残留和肝胃不和证候,故遂去秦皮、白头翁加用旋覆花、赭石、焦四仙等调理肝胃和消导之剂。后来中、上焦湿热渐减,又出现大便黏腻不畅等偏于中、下焦的证候,又加用秦皮、白头翁,足以说明慢性肝炎各类证候的互相交错和前后交替的特点,正虚又有湿热残留的双重矛盾。所以在治疗时不能单纯扶正,而应配合清解祛湿之剂,扶正与祛邪兼施。以后期患者体重增加,但是疲劳明显,大便稀,比较突出的虚状是足跟痛始终存在,属于脾肾阳虚之征,但是开始由于湿热残存,难以温补,待湿热已清时,故用生黄芪、白芍、当归、何首乌益气养血,淫羊藿、仙茅、黄精温补脾肾,佐以香附、远志疏肝交通心肾,马尾连、小蓟、金钱草清解余毒,继以丸药而收功。

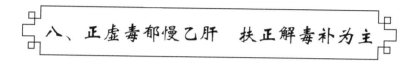

八、正虚毒郁慢乙肝 扶正解毒补为主

《素问·刺法论》云"正气存内,邪不可干";《素问·评热论》言"邪之所凑,其气必虚"。据临床观察,乙肝病毒侵犯人每在机体免疫力低下——正虚之时;邪侵机体,又多蛰伏不动,蓄势伺机(感冒、劳累、醉酒等正气受损时)而发。可见,从乙肝病毒侵袭机体之始到蛰伏发病阶段,机体皆存在正气虚弱的一面。所谓毒邪,我们认为邪气盛极便是毒邪,如热极谓之热毒、寒极谓之寒毒或阴毒、顽痰谓之痰毒、死血谓之瘀毒等。从本病的临床表现及常药难以取效来看,乙肝病毒确属中医毒邪的范畴。又本病具有较强的传染性,故符合"五疫之至,皆相染易,无间大小,病状相似"的疫毒之说。从邪伏机体伺机而发来看,乙肝病毒又与"伏邪"颇相类似。而"伏邪"亦属温疫范畴,亦可佐证乙肝病毒属于毒邪。由此认为,正气亏虚是乙肝发病的内因,毒邪炽盛是乙肝发病的外因,两者缺一不可,共同组成了乙肝发病的基本病因。从中医理论上来看,慢性乙型肝炎患者病情缠绵难愈,正虚邪恋是其根本,正虚则无力鼓邪外出,这一点与免疫抑制状态颇为相似。另一方面乙肝病毒感染是慢性乙型肝炎患者的重要病因,常常表现出具有热毒、血瘀的症状,所以根据中医理论可以采用扶正解毒的方法来治疗本病。

【案例回顾】

俞某,女性,50岁。临床资料:HBsAg 128ng/ml。症见面色不华,精神差,月经3个月未行。但无明显不适,苔薄质红,脉细。中医辨证属肝肾阴虚,湿热瘀毒内蕴。乙肝表面抗原携带者(正虚毒郁型)。治法以扶正解毒,补益气阴。

处方:太子参12g、制黄精20g、生地黄15g、楮实子12g、制首乌15g、桑椹 15g、蚕沙（包煎）15g、牡丹皮 10g、贯众 10g、丹参 10g、虎杖 20g、二妙丸（包煎）10g。

连服 4 个月。复查 HBsAg 16ng/ml，面色、形体、精神状态均改善，月经已至。守方巩固。

【师生问答】

学生：老师，病毒性乙型肝炎是乙肝病毒侵犯人体导致的，临床上多用清热解毒方法治疗，而临床多采用扶助正气的方法治疗，请问您觉得扶正在本病的治疗中有何重要性？

老师：所谓正复自能祛邪。我认为乙肝病毒的最终消除是依靠机体的免疫力。临床实践则证明，扶正的中药能从益气、养血、滋阴、温阳、健脾、补肾等方面增强和调节机体免疫功能，使机体免疫功能在正常情况下发挥最大作用，从而达到清除病毒的目的。益气常用黄芪、党参、黄精、山药、灵芝等；养血常用当归、阿胶、白芍、何首乌等；滋阴常用熟枣仁、女贞子、麦冬、玄参、生地黄、天冬等；温阳常用淫羊藿、肉苁蓉、仙茅、巴戟天、附子等；健脾常用白术、茯苓、薏苡仁、扁豆等；补肾常用菟丝子、枸杞子、五味子、冬虫夏草等。慢性肝炎虽是正虚，但亦有邪盛之象者，更有感受新邪者，临床时还应灵活辨证，在不宜扶正时，即不用扶正之药，可以解毒活血为主。应用扶正之药，当以辨证为主，据气、血、阴、阳之虚，分别采用益气、养血、滋阴、温阳之法。其次可根据现代药理作用选药，如调整蛋白代谢，可用黄芪、党参、白术、大枣、当归、生地黄、刺五加、阿胶、紫河车、三七等。

学生：老师，虽然采用扶正为主的办法，方中也用了一些解毒药物，临床上应如何选方用药，请谈谈对于运用解毒法的理解和运用？

老师：好的。慢性肝炎的病理过程表现为邪正之间的斗争及消长变化，存在着虚实兼夹的矛盾。临证要兼顾扶正与祛邪，而不是置邪于不顾。当虚多邪少时，以扶正为主，佐以祛邪，遇到邪实反复并上升为主要矛盾时，还当以祛邪为主。

慢性肝炎之邪为湿热疫毒，具有解毒作用的中药除抑制病毒复制外，若使用得当，尚可保护肝脏，以减少因免疫效应的过度增强而可能发生某种程度的正常肝细胞损伤。常用的解毒药有以下几类：

清热解毒：贯众、板蓝根、蒲公英、白花蛇舌草、夏枯草、连翘、黄芩、黄连等。

凉血解毒：紫草、赤芍、牡丹皮、大黄、败酱草、水牛角等。

化湿解毒：茵陈、土茯苓、苦参、虎杖、藿香、佩兰等。

临床还应特别注意选用凉血解毒药，这是因为肝为藏血之脏，湿热疫毒不仅蕴于气分，且常深入血分，瘀滞于肝络。其次组方时应从药物的质和量两个方面来考虑。一是选用具有清热解毒而苦寒性相对低和化湿而不伤阴助热的药物，特别注意选用一药多能之品；二是药味不宜过多，以防苦寒之品过多损伤脾胃，化湿之品过重而耗气伤阴。即是解毒祛邪，热清湿化毒自解之理。

学生：老师，一般而言久病多虚，而您认为亦多"瘀"，请问您如何看待"瘀"这个致病因素？如何针对"瘀"用药？

老师：关于"瘀"这个问题，我在长期的临床实践中发现，脉络瘀阻贯穿于乙型慢性肝炎发病的整个过程，所不同的是仅有轻重程度差别而已，因而活血化瘀法应贯穿于慢性肝炎治疗的全过程。

活血化瘀可减轻肝脏淤血状态，活跃肝脏微循环，促进肝脏胶原代谢和纤维吸收，减轻肝细胞变性和坏死，抑制炎症反应，调整机体免疫功能，改善蛋白代谢、脂肪代谢等。用活血化瘀法应针对具体病情选药：

若瘀血征象不明显，用补血活血药如当归、川芎、益母草、鸡血藤、丹参、郁金等。正如著名肝病专家顾丕荣教授所说："肝病的治疗应将活血化滞、祛瘀生新贯穿于临床的各个阶段。即使肝病初起，活血也不嫌其早，以安未受邪之地。活血化瘀对顾护肝体、畅达肝用、促进细胞功能恢复具有特殊意义。何况诸如当归、丹参、鸡血藤之类尚有养血益阴之功，具有扶正祛邪双重作用，又无补血药腻滞碍邪之嫌。"

瘀血征象显著，症见胁刺痛、肝掌、蜘蛛痣、舌质紫暗、舌边尖有瘀点或瘀斑、舌下静脉怒张、脉弦涩者，用具有祛瘀散血作用的活血药，如桃仁、红花、蒲黄、五灵脂、元胡、刘寄奴、生山楂、王不留行等。

肝脾大者，选用具有破癥祛瘀作用的药物，如乳香、没药、血竭、三棱、莪术、穿山甲、地鳖虫等。

临床应用活血化瘀法，还应根据形成瘀血的原因配以他法，如清热活血、化湿活血、益气活血、养阴活血、理气活血等。临床上首先应注意分清虚实,血虚则侧重于养血活血,血实则侧重于破血通瘀。其次,应用活血化瘀药还需注意配伍止血药及降酶药,以防过多应用活血药而导致出血或转氨酶升高。

学生:谢谢老师,我们知道了。通过您的讲解,我们对"虚"和"瘀"及其关系有了更深入的了解。

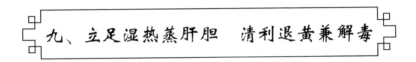

九、立足湿热蒸肝胆 清利退黄兼解毒

慢性乙型肝炎属于中医"黄疸""胁痛""腹胀""积聚"等范畴。根据乙肝病毒的特性和发病规律,认为本病是由嗜肝病毒犯肝累及脾、胃、肾等脏腑,感受湿热或湿热疫毒为慢性乙型肝炎的首要病因。"湿热疫毒"是慢性乙型病毒性肝炎中医发病病机关键所在,又如"阳明病,发热汗出者,此为热越,不能发黄也。但头汗出,身无汗,齐颈而还,小便不利,渴饮水浆者,此为瘀热在里,身必发黄,茵陈蒿汤主之"。因此,清热化湿法是中医治疗湿热型慢性乙型肝炎的关键,接下来看案例。

【案例回顾】

刘某,女性,26岁。初诊日期2006年8月21日。患者半个月前无明显原因自觉全身不适乏力,自认为感冒,未予治疗。近3日来,症状渐重,纳减,右胁隐痛不适,遂来诊。询问病史,知其1年前曾患急性乙型肝炎,在当地住院治疗近2个月,症状好转后出院,以后数次肝功能检查ALT、AST均常在80~100U/L间波动。刻诊,患者右胁隐痛、口苦纳减、目睛稍黄、小便短赤、大便秘结,舌红苔黄腻,脉弦。肝功能:总胆红素301μmol/L,结合胆红素149μmol/L,非结合胆红素161μmol/L,ALT 106U/L、AST 112U/L。拟诊慢性乙型肝炎。辨证属肝病日久,脾胃失调,湿热内蕴,熏蒸肝胆。治以利湿退黄,解毒泄热。

处方:茵陈30g、板蓝根30g、连翘20g、蒲公英20g、生大黄(后下)10g、焦栀子15g、黄芩15g、柴胡6g、白豆蔻(后下)6g、砂仁(后下)4g、佛手10g、茯苓15g、薏苡仁20g、麦芽15g。

加减治疗30余天,症状消失,ALT、AST及胆红素均正常。嘱常服参苓白术丸。随访 1 年,病未复发。

【师生问答】

学生:老师,本病主要是病毒引起的,理应清热解毒,为什么还要用化湿药物,您在临床上是如何使用清化湿热法的?

老师:慢性乙型肝炎多为湿热毒邪侵袭所致。若嗜食辛辣及膏粱厚味,或烟酒不节,滋生湿热,或丰腴之体痰湿内生,致湿与热合,缠绵难去,病情迁延,故化湿清热是慢性乙型肝炎的重要治则之一。一般来说,舌苔的厚薄、黄白、津液多少及舌质色泽是辨别湿重、热重之关键,在临床上根据湿与热的偏重不同,湿重者从藿朴夏苓汤、三仁汤中化裁,热重者从龙胆泻肝汤、甘露消毒饮、茵陈蒿汤中加减。

常用治法有芳香化湿、苦温燥湿、淡渗利湿、清热利湿和通阳化湿五种化湿法。

如见舌苔白厚而腻、津多、质淡,伴纳食不馨、胸脘痞满、泛恶者,治宜芳香化湿或苦温燥湿法,芳香化湿选藿香、佩兰、白豆蔻、杏仁、香橼,苦温燥湿选苍术、厚朴。

若舌苔白腻、津多、质淡,伴有脘腹胀满、大便不畅、小便不利者,治宜淡渗利湿,选用云茯苓、猪苓、泽泻、车前子等。

若舌苔黄厚而腻或干燥缺津,质淡红或暗红,宜在芳化的基础上,加用清热利湿法,选用黄芩、龙胆草、焦栀子、茵陈、益元散,大便干结者加大黄。

若久湿不去,舌苔白滑而腻或稍厚,质淡,用通阳化湿法,加选通草、桂枝等。

五法之中,可一法独用,或多法合用,宜根据湿热之多少,灵活变通。

学生:老师,很多慢性乙型肝炎都合并其他疾病,比如胆囊炎、慢性胃炎、乙肝相关性肾炎等,您在治疗中是如何做到面面俱到的呢?

老师:这个并不是面面俱到,确切地说是顾及到。在临床上要重视慢性乙型肝炎的相关合病,治疗需细分标本缓急。慢性乙型肝炎合并有胃病、胆囊疾病或伴有肝源性糖尿病、乙肝相关性肾炎者,临床非常常见。在疾病的过程中,这些症状及体征往往表现显露,治疗颇为棘手,应根据急则治其标,缓则治其本的原则,细分标本缓急,灵活辨治。

若兼有胃病,症见恶心、呕吐、嗳气等属肝胃不和证者,宜选加半夏、竹茹、枳实、生姜等和胃降逆止呕。

症见胃灼热、吐酸、嗳气等属肝气犯胃证者,宜选加吴茱萸、黄连、蒲公英、焦栀子、乌贼骨、浙贝母、煅瓦楞子、甘草等清肝泻火,降逆制酸。

有溃疡者,酌加三七粉、白及以收敛疮面。

胃脘隐痛或刺痛,遇寒加重者属寒凝瘀滞证,宜选加香附、高良姜、延胡索、九香虫等温中行气,化瘀止痛。

合并有胆囊炎者,症见肝区疼痛或向后背放射,证属肝胆湿热者,治宜清肝利胆、通络止痛,选加金钱草、黄芩、金银花、桑寄生、片姜黄、威灵仙、川楝子、延胡索等。

合并胆囊息肉者,应在疏肝利胆的基础上,选加穿山甲、皂刺、白及、茜草、青皮、生山楂等化瘀通络,酸敛收涩。

合并胆囊结石者,宜选加金钱草、鸡内金、海金沙、郁金、茵陈等清热利胆,化石排石。

合并脂肪肝者,加三棱、莪术、香附、乌药,以化瘀通络,消积化脂,同时还应结合适宜的锻炼和合理饮食。

肝源性糖尿病或血糖升高者,属肺胃蕴热选加桑叶、黄连、生地黄、牡丹皮清理肺胃之热;属气阴两亏者,加天花粉、知母、葛根、石斛、沙参、西洋参、枸杞子等滋补肺、胃、肾三脏腑之阴。合并乙肝相关性肾炎,属血瘀血热、络脉损伤者,加土茯苓、白花蛇舌草、生薏苡仁、茜草、白茅根、僵蚕等清热利湿、凉血解毒,以清除免疫复合物;属脾肾两虚者,选加黄芪、白术、党参、巴戟天、淫羊藿、肉苁蓉、紫河车等健脾补肾、固肾摄精。

学生:老师,在临床上使用大量的苦寒清热药物很容易损伤脾胃功能,您临证时是如何兼顾中焦脾胃的呢?

老师:你说的兼顾中焦脾胃是很重要,临床上大剂量或长时间使用苦寒类的药物很容易败胃,所以应当防止苦寒伤胃。

慢性乙型肝炎不仅有正气虚损(脾虚、肾虚)一面,而且常表现为湿热毒邪残留不尽的证候,如口干烦渴、口苦、小便少而黄赤,大便秘结,或厌油泛恶,舌苔黄腻、质红,脉弦数,临床生化检查常见谷丙转氨酶、谷草转氨酶和胆红素异常,病毒载量升高。

清热解毒法是乙型肝炎的常用治法之一,能够退黄降酶,抑制乙肝病毒复制,常用金银花、板蓝根、大青叶、虎杖、白花蛇舌草、茵陈、黄连、半枝莲、叶下珠、苦参等。肝体阴而用阳,若过用辛燥,易损阴液,劫伤肝阴,使肝络失养,常表现为胁肋隐痛,口干咽燥,心中烦热,头晕耳鸣,齿鼻衄血,舌红少苔或无苔,脉弦细而数,可用一贯煎或二至丸加味,常用药物有女贞子、旱莲草、醋鳖甲、龟板、炒白芍、白茅根、沙参、麦冬、牡丹皮、赤芍等。因此,清热解毒药味苦性寒,养阴药甘寒滋腻,均易伤及脾胃,而肝病传脾,木郁土壅,脾胃亦损,故在运用清热解毒法时要辨证准确,选药贴切,量味适当。

学生:老师,现在多主张中西医结合治疗慢性乙型肝炎,您在临床上是怎么样把两者结合起来的呢?

老师:现在中医、中西合参,证症灵活变通。在本病治疗过程中,某些突出症状或生化指标的异常,预示着疾病的转归,症状和生化指标的改善是治疗的重要环节,且能减轻患者的心理负担和压力。

若伴鼻、齿衄血者,加白茅根、青黛、三七粉、生藕节、仙鹤草以凉血止血,其中以白茅根、青黛最为有效。

伴有肝掌、蜘蛛痣者,加牡丹皮、赤芍、茜草以凉血收敛止血。

若伴有发热,日晡潮热,属少阳枢机不利者,用小柴胡汤加羚羊角粉、葛根、青蒿以和解枢机,清解郁热;若长期低热遇劳加重者,可用甘温除热方小建中汤或补中益气汤。

此外,根据临床经验,中西合参,辨病辨证相结合。

辨证属阴黄者,在清热利胆的基础上选加干姜、肉桂、苍术、生姜、大枣以温阳化湿。其中根据胆红素升高的程度不同,可酌情加减茵陈、赤芍用量;大便干结者加大黄利胆通腑,并能缩短退黄的病程;对于转氨酶升高者,加金银花、板蓝根、鸡骨草、白花蛇舌草、虎杖以清热消炎,降酶解毒;球蛋白升高者,加活血化瘀药物赤芍、三棱、莪术、桃仁等;蛋白倒置者,加当归、黄芪、炒白术、鳖甲等。现代药理研究已证明,当归、黄芪、炒白术、鳖甲都具有不同程度的提高机体免疫功能及升高血浆白蛋白的作用。

学生:老师,案例中用了柴胡、佛手来疏肝,一般认为理气药多燥热,易伤津液,对于本病的治疗采用疏肝理气药物有无需要注意的呢?

老师:临床使用疏肝理气时要注意疏肝不忘理血,化瘀必兼益气。慢性乙型肝炎初期多由湿热毒邪侵袭机体,加之情志抑郁,或暴怒伤肝,致肝失条达,疏泄不利。临床表现为右胁疼痛或胀闷不适,每遇情志变化或劳累而增减,或伴有脘腹痞满、纳差、口苦、四肢乏力、面色正常或淡黄、苔薄、脉弦等。肝脏触诊正常或肝大而软,脾脏不能触及。实验室检查肝功能异常,蛋白比例多正常。B超示肝脏轻度弥漫性损伤,包膜光滑,回声致密,门静脉正常(≤13mm),脾脏不厚(≤35mm)。辨证为肝郁气滞证,治疗选柴胡、枳壳、佛手、延胡索疏肝理气解郁、行气止痛,配郁金行气解郁、活血化瘀,能行血中之气,伍丹参活血养血,功同四物,性平和而走血分。诸药合用,气血同调,气行血行,血畅气通。慢性肝炎气滞日久、失治误治或祛邪不利,邪入血分,渐致气滞血瘀,肝脏血流迟缓,络脉阻塞。因"气为血之帅,血为气之母",气行则血行,气滞则血瘀。气滞、血瘀互为因果,加之各脏腑功能亏虚,脉络阻塞,导致瘀血内结。

临床症见两胁疼痛(多先右胁,后左胁),少数仅右胁痛,腹胀纳差,四肢倦怠,或有红纹、斑块,或蜘蛛痣、肝掌,或男子乳房发育,女子月经不调,鼻齿衄血,面色晦暗、淡黄或萎黄,舌质紫暗或有瘀斑,或舌下静脉曲张,脉弦细而涩等。实验室检查肝功能异常,蛋白比例失调。肝脏触诊正常或肝大质硬,脾脏肋下可触及。B超提示肝脏包膜不光滑,回声粗大,或伴有结节,门静脉增宽(≥13mm),脾脏增厚(≥40mm)。辨证为血瘀内结证,可用当归、郁金、川芎、炮山甲四味联用。方中当归配伍郁金,不仅养血、活血,而且能理血中之气;同伍川芎,活血、养血、行血并举,润燥相济,当归之润可制川芎辛燥,川芎辛燥又防当归之腻,祛瘀而不伤血,养血而不壅滞。三味与辛香走窜之炮山甲同用,通透络脉,直达病所。

学生:好的,您说得很详细,谢谢老师!

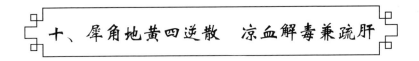

【案例回顾】

鲍某,男性,28岁,已婚。初诊日期2010年11月12日。患者患乙肝 1 年余,近 1 个月加重,ALT 升至 1 000U/L 以上,曾用促肝细胞再生因子、中药等治疗半个月,转氨酶降低,但黄疸继续加重。现面目皮肤发黄,尿黄,乏力,口苦,口干,舌质暗红,苔白腻,脉涩。ALT 70U/L,AST 136U/L,GGT 320U/L,TBil 513μmol/L,DBil 264μmol/L,ALB 34.1g/L,GLB 37.2g/L,小三阳。B 超报告"肝脏大小形态尚可,回声不均,脾厚 4.3cm,胆囊壁增厚、毛糙"。患者病情迁延 1 年余,心情郁闷,肝气郁结,脾失健运,湿热内生,湿热熏蒸肝胆,胆汁不循常道,溢于脉外而发黄疸,黄疸明显,但自觉症状并不太严重。ALT 达到高峰后,逐渐降低,黄疸继续加重,符合淤胆型肝炎的变化规律,治以疏肝化瘀解毒法,用四逆散合犀角地黄汤加味。

处方:枳壳 10g、赤芍药 15g、柴胡 10g、香附 10g、郁金 12g、白芍 20g、水牛角(先煎)30g、生地黄 15g、牡丹皮 10g、茵陈 20g、垂盆草 20g、田基黄 20g、五味子 10g、虎杖 15g、白花蛇舌草 20g、板蓝根 15g、茜草 30g、黄芪 20g、炒白术 20g、怀山药 20g。7 剂。

二诊:患者黄疸,尿黄,口苦减轻,体力及进食增加,舌暗红,苔白稍厚,脉弦细。ALT 68U/L,AST 83U/L,GGT 236U/L,TBil 286μmol/L,DBil 131μmol/L,ALB 35.1g/L,GLB 34.2g/L。

处方:枳壳 10g、赤芍药 15g、柴胡 10g、香附 10g、郁金 12g、白芍 20g、水牛角(先煎)30g、生地黄 15g、牡丹皮 10g、茵陈 20g、垂盆草 20g、田基黄 20g、五味子 10g、虎杖 15g、白花蛇舌草 20g、板蓝根 15g、黄芪 20g、炒白术 20g、怀山药 20g、生薏苡仁 30g。14 剂。

三诊:患者体力、饮食均好,尿黄,舌暗,苔薄白,脉略弦。ALT 55U/L,AST 60U/L,GGT 163U/L,TBil 103μmol/L,DBil 63μmol/L,ALB 37.4g/L,GLB 33.5g/L。

处方:枳壳 10g、赤芍药 10g、柴胡 10g、郁金 12g、白芍 12g、水牛角(先煎)30g、生地黄 15g、牡丹皮 10g、茵陈 15g、垂盆草 20g、田基黄 20g、五味子 10g、虎杖 15g、白花蛇舌草 20g、板蓝根 15g、黄芪 20g、炒白术 20g、怀山药 20g、生薏苡仁 30g、女贞子 12g。14 剂。

四诊:患者尿稍黄,肝功能正常,肝胆脾彩超示肝脏大小形态正常,回声不均质,胆囊壁毛糙,脾稍厚。上方加旱莲草 10g。21 剂,带药回老家,水煎服,隔日 1 剂。

以后多次复查肝功正常,病情无反复,一直正常工作。

【师生问答】

学生：老师,本案患者治疗时没有单用清热解毒之品,同时用了一些活血化瘀药物,您是不是考虑了"肝络血瘀"的病机呢?

老师：是的。从本案来看,患者病情迁延1年余,心情郁闷,肝气郁结,脾失健运,湿热内生,湿热熏蒸肝胆,胆汁不循常道,溢于脉外而发黄疸,黄疸明显,但自觉症状并不太严重。ALT达到高峰后,逐渐降低,黄疸继续加重,符合淤胆型肝炎的变化规律。

方用四逆散合犀角地黄汤加减。治疗以四逆散疏肝理脾,以犀角地黄汤清热凉血、化瘀解毒,并配伍垂盆草、田基黄、五味子利湿解毒降酶,虎杖、白花蛇舌草、板蓝根、水牛角清热解毒。根据相关中药临床药理研究结果,上述清热解毒或清热利湿药物大都具有抗病毒作用。按照中医五行相生相克理论,肝属木,脾属土,肝气可犯脾土,故张仲景说"见肝之病,知肝传脾,当先实脾"。慢性乙型肝炎患者可出现纳差、恶心及腹胀等症状。因此,治疗时应注意补脾,故方中以黄芪、炒白术、怀山药旺脾土。

2个月后复诊时,患者未诉明显异常不适,肝功能亦改善,此次查病毒载量中等度升高,病毒复制较旺盛,专从"瘀"与"毒"治疗,稍加重活血解毒之品,使瘀毒去,正气得复。后复查肝功能未见异常,病毒载量亦再次降低。因此,慢性乙型肝炎的治疗不能单用清热解毒之品,需结合"肝络血瘀"的病机特点,配合凉血活血化瘀之药,这样可使热邪得以退却,血瘀得以消散,毒邪得以清除,病情才能快速康复。

学生：老师,临床见到有些人会有胁痛、乳房胀痛等气滞表现,能据此认为肝郁气滞是慢性乙型肝炎发病的重要病机吗?

老师：肝性主升、主动,喜条达而恶抑郁,功主疏泄和藏血。若湿热疫毒侵入营血,与肝之阴血搏结,胶着难化,阻滞气机,不得疏解,势必会影响肝脏的疏泄功能。正如王安道所说"凡病之起,多由于郁"。《丹溪心法》中说:"气郁者即肝郁也,气不舒则肝失调达,是病在气而本在肝。"故在临床上慢性乙型肝炎发病多出现一些症状与体征,如肝区不适或疼痛、腹胀、烦躁易怒,或闷闷不乐、胸胁满闷或胀痛、女子月经改变等都与肝郁气滞有着密切关联。

尽管慢性乙型肝炎的表现非常复杂,但肝郁在慢性乙型肝炎的疾病发病过程中非常重要。然脾胃乃后天之本,为气血生化之源,能升清降浊,又为斡旋气机之枢纽,若肝木克犯脾胃,中土健运失职,不能运化水谷精微以充养气血,则可使气血化生乏源,从而使机体正气衰退,抗病能力减弱,导致湿热邪毒的进一步侵袭;另外,肝为藏血之脏,气为血之帅,血为气之母,气行则血行,气滞则血凝,肝郁不畅,疏泄失职,气病及血,血行不畅,久则成瘀。故叶天士有"初为气结在经,久则血伤入络"之论。由肝气郁滞到肝络血瘀,是慢性乙型肝炎由轻到重的发展过程,这一规律亦符合慢性乙型肝炎的气滞血瘀病机是逐渐形成的。因此,肝气郁结是乙型肝炎发病的重要病机,且病情发展过程中的很多证型也都是由肝气郁结为基础发展而来的。

学生:老师,湿热疫毒在慢性乙型肝炎的病情中起到哪些作用? 对于毒邪您是如何理解的? 本病的"毒邪"和其他疾病的毒邪有什么不一样呢?

老师:肝喜条达而恶抑郁,功主疏泄和藏血。若湿热疫毒侵袭,"毒损肝体",湿热疫毒胶结难去,导致疾病持续存在,转为慢性过程,湿热疫毒之邪为患,亦称"毒邪"。"毒邪"自始至终是慢性乙型肝炎致病的主要因素,而且贯穿疾病发展的全过程。导致慢性乙型肝炎发病的"毒邪"主要指外感湿热疫毒,它是一种特殊的邪气,除具有一般湿热邪气的特点外,还具有以下特点:

第一,传染性,符合清代医家叶天士所说的"五疫之至,皆相染易,无问大小,病状相似"的特征。

第二,嗜肝性,以肝脏损害为主,正如吴又可所说"盖当其特适,有某气专入某脏腑经络,专发为某病"。

第三,病情缠绵顽固,因"湿""热""毒"三邪相合,湿得热而湿愈深,热因湿而热愈炽,湿热内蕴则毒邪炽张,毒邪炽盛则湿热胶固,故一旦侵袭人体则病程较长,可由急性病毒性肝炎转变为慢性病毒性肝炎。同时湿热疫毒内蕴日久,必致肝主疏泄功能异常,血行瘀滞,瘀血与湿热疫毒胶结,更难以祛除,使乙肝缠绵难愈。

慢性乙型肝炎是因毒致病,而毒又致虚,虚实夹杂,虚、湿、热、毒、瘀是其病理特点,可互为因果,恶性循环,而致变证丛生,而毒在其中起着决定性作用。

学生：老师,解毒方法比较多,较难取舍,您在临床上是如何应用解毒法的?

老师：慢性乙型肝炎的病程久而缠绵,病变是以乙肝病毒深伏血分为重点,常转化为湿热瘀毒内结,故治疗当考虑解毒之法,并应贯穿疾病治疗的全过程。我们所讲的解毒法理应包含以下两个方面,即清热凉血解毒和清热利湿解毒法。通过清热解毒、凉血散瘀,达到清解血分热邪、祛除瘀毒的目的,血脉通利,气血流畅,有利于祛邪外出,进而可以减轻肝脏的进一步损伤,有利于疾病的恢复。运用凉血化瘀、清热解毒法符合慢性乙型肝炎瘀毒互结证型的治疗大法。故常用具有凉血清热、解毒散瘀功用的犀角地黄汤加味进行治疗。本方首见于《备急千金要方》,是由犀角(现用水牛角代)、生地黄、芍药、牡丹皮4味中药组成,配伍精当,具有"凉血散瘀,凉而不遏,透散热邪,兼有滋阴"之功。此方凉血散血化瘀,凉而不遏的特点正好适合慢性乙型肝炎疾病中出现的瘀热毒互结病机。

学生：老师,临床治疗慢性乙型病毒性肝炎有用犀角地黄汤,但犀角国家明令禁止使用,您觉得犀角到底有多大功效? 用什么药可代之?

老师：犀角来源于犀科动物的角质角,有亚洲犀角及非洲犀角之分,药用价值较高的为亚洲犀角。具有清热、凉血、定惊、解毒之功效。主治伤寒温疫热入血分,惊狂,烦躁,谵妄,斑疹,发黄,吐血,衄血,下血,痈疽肿毒等。根据《本草纲目》的记载("犀角,犀之精灵所聚,足阳明药也。胃为水谷之海,饮食药物必先受之,故犀角能解一切诸毒"),犀角不仅能凉血以止血,且能入胃以解毒。由于犀牛属于濒危保护物种,故目前已明令禁止使用,20世纪90年代起临床上已用水牛角代替犀角。水牛角味苦、咸,性寒,入心、肝、胃经。具有清热凉血、解毒、定惊的功效。临床主治温病高热、神昏谵语、发斑发疹、吐血衄血、惊风、癫狂。

犀角与水牛角,两者均有清热凉血、泻火解毒的功效,皆治热入营血之证。其主要区别为犀角凉血止血、解毒消斑、清心安神、凉肝定惊的作用均强,而水牛角的功效虽与犀角相近,但其气味俱薄,药力较弱,故用量宜大。

十一、正虚邪恋慢丙肝 益气实脾病可安

各医家对慢性丙型肝炎有不同的认识。关幼波老中医认为慢性丙肝基本病机为虚。脾为后天之本,气血生化之源,故正气亏虚以脾气虚为中心,对其治疗提出扶正祛邪的基本治则。陈建杰教授领衔的国家"十一五"科技重大项目研究,对其流行病学和中医证候学进行了详尽的调查,认为国内慢性丙型肝炎病机特点总体表现为"正虚邪恋",而所谓的"正虚"又以"气虚"为主。我们认为,湿热毒邪内侵是慢性丙型肝炎发病的基本原因,病位在肝脾,病机则以脾虚为本,脾虚是慢性肝炎的病理基础。治疗上针对脾虚当以实脾为要,或者说中医在干预慢性丙肝的治疗中,当以补气实脾法贯之前后。张仲景提出"见肝之病,知肝传脾,当先实脾",其中实脾即指通过益气健脾法,意在使虚弱之脾气恢复运化、散精能力。

【案例回顾】

张某,女性,55 岁,初诊日期 2014 年 3 月 12 日。患者于 1 个月前查体时发现肝功能异常,乙肝病毒标志物:HBsAb(+),余(−),进一步检查发现抗-HCV(+),HCV-RNA 5.3×10^4IU/ml,基因分型:lb 型,遂来就诊。患者自述 1992 年曾因子宫肌瘤手术输血 1 次(约 400ml),无其他病史,刻下患者无明显不适,查血、尿、粪三大常规,甲状腺功能、抗核抗体、血糖均正常;B 超示:胆囊息肉,脾稍大(118mm×30mm),肝脏、胰腺未见明显异常。此患者符合西药抗病毒指征,并配合中药扶正祛邪,于 2015 年 3 月 30 日开始用重组人干扰素 a-2b 注射液 500 万 U,隔天 1 次,利巴韦林 300mg,每天 3 次。

处方:炙黄芪 15g、白术 10g、茯苓 10g、车前草 15g、虎杖 15g、苦参 12g、焦栀子 6g、茵陈 15g、六月雪 30g。

治疗期间监测肝肾功能、血常规、甲状腺功能等安全性指标。3 个月后,患者 HCV-RNA 转阴,同时伴身倦乏力,纳差,时有恶心,口淡无味,睡眠较差,大便稀溏,舌质淡红苔白腻,脉弦细。用重组人干扰素 a-2b 注射液、利巴韦林如前。

处方:炒党参 15g、制半夏 9g、苍术 12g、炒白术 12g、陈皮 9g、青皮 9g、

白芍 10g、茯苓 10g、炙甘草 6g、荷叶 6g、制香附 12g、炒谷芽 30g、灵磁石(先煎)30g、夜交藤 15g。

半个月后症状大减,嘱其继续服用半个月,症状消失,后改为重组人干扰素 α2b 注射液、利巴韦林同前,以及护肝宁片 5 粒,每天 3 次,6 天后查 HCV-RNA(−),1 个月后停用重组人干扰素 α2b 注射液、利巴韦林,继续服用护肝宁片每次 5 粒,每天 3 次,另服用当飞利肝宁胶囊每次 4 粒,每天 3 次。后改人参健脾丸,间或服用中药汤剂,随访至今未有复发,多次复查 HCV-RNA 均为阴性。

学生:老师,慢性丙型肝炎病变在肝,治疗过程中为什么特别重视顾护脾胃呢?

老师:慢性丙型肝炎初期的病理本质是肝脾同病,病理关键是肝郁脾虚。

肝藏血,主疏泄,性喜条达而恶抑郁。湿热疫毒之邪湿热黏滞,缠绵难解,极易阻滞气机。进而将会导致肝经疏泄失常,气机郁滞不畅,症见两胁胀痛、腹胀、目涩头眩等。脾胃为后天之本,气血生化之源,位居中焦,为气机升降出入之枢纽。喜燥恶湿,主运化,既能运化水谷精微以营养全身,又可运化水湿而不致潴留。肝疏泄太过则横逆犯脾乘胃,或湿热疫毒留恋不解,湿阻气机,脾气被困,运化失常,气血生化乏源。临床出现乏力、纳呆、呕恶、便溏等。肝与脾,在生理上相互联系,病理上相互影响。正如《素问·宝命全形论》所说"土得木而达"。根据中医经典"木郁达之"和"见肝之病,知肝传脾,当先实脾"的理论,在治疗慢性丙型肝炎的过程中特别要顾护脾胃,强调祛邪勿忘固本。

脾为后天之本、气血生化之源。脾失健运,气血化生渐少。气虚无力推动血运,血虚无以充盈管道,加重肝血瘀滞,肝脏本身失于滋养。从而形成恶性循环,进一步加重病情。

同时慢性丙型肝炎患者多伴有食纳减退、嗳气、恶心、上腹饱胀、肢倦乏力、便溏或干溏不一等脾气亏虚或肝郁脾虚的症状。故治疗当以实脾为要。若一味大剂量使用清热解毒之品,如板蓝根、黄芩、黄连、大黄、龙胆草等而不加入实脾之药,企图用大量清热解毒类中药迅速杀灭丙型肝炎病毒,结果只能是事与愿违,更加损伤脾胃。胃气受损则气血生化乏源,正气虚衰,临床症状甚至出现面部、眼眶发黑,而使病情缠绵难愈。因此,临证之时应避免滥用大苦大寒、攻伐太过的药物，以免损伤脾胃之气。杜绝肝病未愈而脾胃已伤的后顾之忧，达到扶正固本、祛邪解毒的目的。常用药物如太子参、山药、茯苓、薏苡仁、白术等。

学生：老师，慢性丙型肝炎的病程较长，病情多变，治疗颇为棘手，临床如何辨证治疗？

老师：丙肝之病机，目前中医学多认为是由湿热疫毒之邪所致，湿热疫毒贯穿疾病始终，肝血瘀滞是病变的核心，正气亏虚是疾病缠绵难愈的关键，病位以肝、脾、肾为主，病变过程中具有气滞、湿阻、血瘀、正虚等病机特点。其病为本虚标实，湿毒邪气为标，正气亏虚为本。病程各阶段虚实各有侧重：如早期多为湿热壅盛，中期则肝郁脾虚，久病及肾、入络，故后期多肝肾俱虚，辨证治疗应谨守病机。针对临床各不良反应的病机，一般多主张辨证治疗应以扶正为主，守治标不离本的原则，即以补益气血阴阳为主，并在调理他脏时应注意对肝脏的调护。就脏腑来说，宜心肝同治，肝肾同治，肝脾同治；就气血阴阳来说，宜气血同治，阴阳并调。

心肝同治：以治血补血为多。临床上多见心慌、心悸、失眠、心烦易怒、心情抑郁、焦虑等症状，多因心肝血虚而致，宜补血柔肝，养心安神。以四物汤合酸枣仁汤为主方，药用生地黄、当归、川芎、白芍、炒酸枣仁、知母、茯苓、甘草等。或加柏子仁、白蒺藜以重养血之功；或加柴胡等理气之品以助肝用。

肝脾同治：以治气为要。患者多见食欲不振、纳差、胃脘满闷、泄泻、腹胀、乏力等症状，多因肝气郁结脾气不健，宜疏肝健脾，理气和胃。以逍遥散为主方，药用柴胡、当归、白芍、茯苓、白术、薄荷、甘草等。或加炒麦芽、神曲、焦山楂以健胃；或见湿阻者，加白豆蔻、生薏苡仁等利湿化湿之品。

肝肾同治：以补益阴精为要。临床患者多见脱发、月经失调、白细胞减少及虚劳症状，多因肝肾阴精亏虚，治宜补肝肾，益精血。以六味地黄丸为主方加减，药用生地黄、生山药、山茱萸、牡丹皮、泽泻、茯苓等，或加枸杞子、女贞子、龟板等。

气血同治，阴阳并调：气血同源，阴阳互根，肝病日久多气血俱病，阴阳并损，治疗则应兼而调之。气可生血、行血，补血佐以气药，则可助血生化运行；补阴伍以少量补阳药则阴精得化。

学生:老师,中西医结合治疗是治疗本病的重要方法,请问慢性丙型肝炎用中西医结合方法如何治疗?

老师:目前在治疗慢性丙型肝炎的过程中对有抗病毒指征的患者往往采用中西医联合治疗的方法,以达到增效减毒的目的。现代医学认为,慢性丙型肝炎病毒核心蛋白可能与某些自身抗原有同源序列,可以诱发某些自身免疫病;另在干扰素治疗中,干扰素具有抗病毒和免疫调控作用,长时间应用干扰素可形成自身抗体,导致自身免疫性疾病,所以应用干扰素治疗慢性丙型肝炎比治疗其他疾病更容易诱发不良反应,特别是免疫性疾病。根据医家们多年的临床经验认为,在西药抗病毒的同时加用中药将有助于降低因丙肝病毒和应用干扰素所导致的自身免疫性疾病,并且能够增强干扰素的抗病毒作用。

学生:老师,干扰素如何配合中药治疗?

老师:根据中医理论,辨证施治,常配合中药治疗,具体应用如下:

第一,对于应用干扰素后无不良副反应症状或副反应症状较轻者,配用清热利湿、益气解毒的中药以助西药杀毒,药用黄芪、白术、虎杖、苦参、焦栀子、茵陈、六月雪等。

第二,对于干扰素应用初期出现流感样症状,即发热且伴恶寒、头身疼痛等症状者,此为应用干扰素后出现的正邪相争的证候,可配合清热解毒药以助祛邪,药用黄芩、金银花、连翘、金钱草、焦栀子、芦根、白茅根等。

第三,对于干扰素应用中后期,此时多以肝郁脾虚、肝肾阴虚证多见。若伴身倦乏力,情绪抑郁,纳少,口淡无味,大便稀溏,舌质淡红,苔白或白腻,脉弦细者多为肝郁脾虚型,药用炙黄芪、炒党参、白术、陈青皮、白芍、茯苓、炙甘草、当归、柴胡、制香附等;若伴腰膝酸软,手足心发热,耳鸣,口干咽燥,头晕目眩,甚则心中烦热,舌红少苔,脉细弦者多为肝肾阴虚型,药用太子参、麦冬、当归、生地黄、沙参、枸杞子、菊花、牛膝、杜仲等。

第四,干扰素用药结束后,继续用中药辨治,以资巩固。

学生:除了药物治疗外,患者平时的情绪、饮食等也很重要,那么应如何来预防丙肝?

老师:一般情况下,以下情况或人群最容易感染丙肝:输入未经严格检查的血液或血制品者,静脉注射吸毒(特别是共用针具)者,有不洁性行为或同性恋者,特殊职业(如医务人员、公共安全人员)者,患丙肝母亲所生小孩,在未经严格消毒的情况下进行纹身、穿孔等活动者,反复进行血液透析者。

由鉴于此,丙肝是可以预防的,而早期预防仍是丙肝防治的关键。做好丙肝的预防,根据预防为主的方针,具体说来要做好以下 7 个方面:

1. 严格筛选献血人员,避免高危人群献血。

2. 对不能戒毒的静脉药瘾者,劝其尽量以非注射途径代替注射途径给药,不与他人共用注射器。

3. 医疗单位使用一次性注射器,医疗器具要严格消毒。

4. 提倡单一性伴侣,有性乱史者应定期检查,加强管理;建议丙肝患者的配偶或性伴侣用避孕套;向青少年普及丙肝预防知识。

5. 丙肝可在家庭内传播,家庭成员间应避免共用剃须刀、牙刷、牙膏及理发用具等,但共同用餐、同用餐具一般并无传染危险。

6. 丙型肝炎病毒可通过胎盘及分娩传播,对丙肝病毒 RNA 阳性的母亲,妊娠期间应避免穿刺操作,分娩时尽量减少胎儿和新生儿接触母血的机会;抗病毒药物应在妊娠前使用。

7. 对穿刺针、医疗用具进行彻底消毒。

只有做到这样,才能尽量杜绝传染源。

十二、肝郁脾虚慢丙肝　达肝旺脾需细参

从生理上,肝主疏泄,性喜条达;脾主升运,喜燥恶湿。肝脏正常的疏泄功能有助脾胃升降和运化,脾脏正常的运化功能有助肝血充盈和疏泄有度。从病理上,肝气郁结,可横逆犯脾,导致脾失健运;脾气虚弱,肝失所养,引起肝失疏泄。肝郁脾虚证是肝郁与脾虚的复合证,一定程度上也体现了肝郁与脾虚的复合内涵,而达肝旺脾在内涵上含括了疏肝解郁和益气健脾两法。因此,逻辑上达肝旺脾与疏肝解郁和益气健脾之间有着一定的联系。临床研究结果还表明,以达肝旺脾为大法设计的基本方药对改善和消除肝区疼痛、乏力、呕恶、纳呆、腹胀等症状有显著疗效,对黄瘦、失眠多梦、肝脾大、肝掌等症状和体征的改善和消除也有肯定的作用。

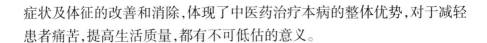

症状及体征的改善和消除,体现了中医药治疗本病的整体优势,对于减轻患者痛苦,提高生活质量,都有不可低估的意义。

【案例回顾】

董某,男性,42岁。患者于2012年10月来诊。主诉:两胁肋部钝痛,伴乏力、纳差半年余。病史:患者因10年前车祸后有输血史,即查丙肝抗体阳性,B超示脂肪肝,脾大(肋下3.5cm),肝功能:ALT 253.6U/L,AST 206.3U/L,TBil 28.3μmol/L。HCV-DNA 3.53×10⁴IU/ml。B超示:脾大、脂肪肝。CT示:脂肪肝,肝脏CT值28Hz。查体:慢性肝病病容,皮肤及巩膜轻度黄染,肝区叩击痛阳性,脾于肋下约3cm可触及,舌质暗淡,舌苔薄白。患者无大量饮酒史。西医诊断:慢性丙型肝炎合并脂肪肝;中医诊断:胁痛(肝郁脾虚)。患者转氨酶升高,丙肝病毒阳性,应用聚乙二醇干扰素α-2a注射液180μg腋下注射,每周1次,口服利巴韦林300mg/次,3次/d,硫普罗宁肠溶片0.2g/次,3次/d。中药治疗如下:

处方:柴胡10g、白芍10g、当归10g、甘草6g、茯苓15g、白术10g、枳壳10g、丹参15g、五味子10g、蒲公英15g、金银花15g、佛手10g、砂仁6g、郁金10g。水煎服,每日1剂,早、晚服用。

治疗3个月后复查HCV-DNA转阴,但ALT 102U/L,AST 97U/L左右,胆红素升高至48μmol/L,B超示仍有脂肪肝,脾大,CT:肝脏CT值32Hz。本案因中医辨证为肝郁脾虚,后加用中药方以四君子汤加味。

处方:黄芪30g、党参15g、云茯苓12g、白术15g、柴胡10g、香附10g、枳壳10g、赤芍20g、丹参20g、水蛭3g、炒薏苡仁30g、炒山药30g、川芎10g、虎杖10g、炙甘草10g。

上方随症加减。治疗3个月后ALT降至50U/L,CT:肝脏CT值45Hz,查体脾脏肋下约2cm。患者自觉症状基本消除,遂停用中药,嘱患者养成良好的饮食习惯,适当运动。定期复查。

【师生问答】

学生:老师,现在很多人比较担心慢性乙型肝炎,对丙型肝炎了解不多,可否请您谈谈慢性丙型肝炎的流行病情况和危害?

老师:好的。在肝炎家族中,甲肝、乙肝已"家喻户晓",而丙肝却没有引起人们足够的重视。事实上,丙肝和甲肝、乙肝一样都属于病毒性肝炎,虽然临床症状比较轻,但也容易发展为慢性肝炎、肝硬化,甚至肝癌,严重影响人们的健康。丙肝由于早期症状不明显,有的患者发病几年都无任何症状,因此具有很强的隐匿性,很难被发现。加之常规检测中没有丙肝检测的项目,此病常被人们所忽略。但事实上丙肝比乙肝更可怕。丙肝像艾滋病一样,主要通过血液传播,因此吸毒互用针管者,常在消毒不严的非正规医疗场所做针灸、输液打针者,或纹身者等属丙肝患病高危人群。当肝功能明显异常、转氨酶不明原因升高者、发现密切接触人群中已有明确的丙肝患者的人群,都有必要到正规医院的专科去做丙肝抗原体检测,如呈阳性,则需进一步进行核酸检测,以确诊是否患上了丙肝,以做到早诊断、早治疗。

学生:老师,中医是怎样认识慢性丙型肝炎的呢?

老师:从中医来说,丙肝的传播多由湿热疫毒之邪所致,该邪气具有湿滞、阴凝、毒聚、阻络、伤气、阻碍的性质。患者年龄较大,病邪潜伏较深,病理反应缓和,病势缠绵,邪毒瘀结,耗伤正气,因此易于瘀毒阻络。根据丙肝中医病机的转化过程为实(湿热)—虚(脾肾)—瘀(气血);急性丙肝以湿热为基本病因病机,慢性迁延性肝炎(CPH)则以气虚、阴虚或气阴两虚为基本病因病机,慢性活动性肝炎(CAH)则表现虚实夹杂,以气血瘀久化热,暗耗营血,加之有肝郁,其始在气,继则及血,使气血两伤。综观丙型肝炎的病理变化,其发病机理应为湿热疫毒—湿热未尽—肝郁气滞—肝郁脾虚—肝肾阴虚—气血瘀阻;湿热疫毒、湿热未尽为急性丙肝的基本病理;肝郁气滞、肝郁脾虚为 CPH 的基本病理;肝肾阳虚、瘀血阻络为 CAH 的基本病理;从其病机揭示,丙型肝炎病位以肝、脾、肾三脏受累为主。丙型肝炎易慢性化。肝活检 CAH 多见,且随年龄增大,丙肝发病率升高,病情愈重,预后愈差。故在丙肝的发病过程中,瘀阻和肾虚不可忽视,同时瘀存于丙肝发病过程的始终。

学生:老师,慢性丙型肝炎中医辨治应注意哪些呢?

老师:慢性丙型病毒性肝炎为经血液传播的疾病,与输血密切相关。属中医学"疫毒""胁痛""黄疸""癥积"等病证范畴。结合实验室针对性检测即可确诊。该病为疫疠之邪直袭血中,毒、瘀是其发病主因。毒为外感而得,以湿热为主。湿热为患,疫邪入里,多缠绵反复、迁延难愈;湿热留滞,气郁不行,留而成瘀;久病必虚,肝脾肾虚,气血两亏。故其病机在于热毒瘀结,肝脾损伤,本虚标实,虚实夹杂。

辨证方面从正虚与毒瘀两处入手。若肝郁脾虚,症见胁肋胀痛,心情抑郁,嗳气吞酸,胸脘痞满,口淡乏力,纳食不香,面色少华,体倦乏力,舌淡苔白,脉弦。湿热阻滞,症见胸胁痞满,口苦而干,渴不多饮,食欲不振,头重如裹,小便黄赤,大便溏垢或秘结。舌苔薄黄或腻,脉滑数或弦数。脾虚血瘀,症见胁痛如刺,痛处固定,胁下癥积,面色晦暗,或见赤丝血缕,齿鼻衄血,神疲乏力,纳差便溏。舌质紫暗或有瘀斑,脉弦细或细涩。阳虚血瘀,症见形寒喜暖,四肢不温,神疲乏力,两胁隐痛不适,腰膝酸冷,食少腹胀,便溏,浮肿、黄疸、肝掌、蜘蛛痣,肝脾大,舌淡有瘀斑,脉弦涩或沉细。气阴两虚,症见两胁隐痛,形体消瘦,心烦口干,失眠多梦,头晕目涩,时有齿衄、鼻衄。舌质淡红或淡紫、苔少,脉细数或细涩。

在治疗方面,由于慢性丙型肝炎病程长,病机错综复杂,病变重点在血分,常常造成瘀热互结、邪毒内盛。故治疗上应在辨证论治的基础上,重用入血分之药,使邪毒由深出浅。

值得注意的是,肝为藏血之脏,热毒久留,迁延不解,又可直接耗伤肝之阴血,造成肝体受损,肝用失常。肝病最易伤脾,肝失疏泄致脾失健运,则湿热内蕴。病邪潜伏较深,病变重点在血分,常常会造成瘀热互结。叶天士说"入血就恐耗血动血,直须凉血散血",故治疗上清热解毒、凉血化瘀应贯穿始终。另外,调肝扶正、益气健脾能行气畅血,防止瘀血形成,同时亦有助于湿、痰等病邪之祛除,杜绝产生痰湿之源。

学生:老师,同为病毒性感染,慢性丙型肝炎与慢性乙型肝炎中医诊治有何不同?

老师:慢性乙型肝炎与慢性丙型肝炎在临床表现及治疗法则上虽有相同之处,但由于病毒基因与致病机制不同,尚存在一定的差异。前者传染途径较多,年龄多分布在18~40岁,多为慢性活动性肝炎,临床以湿热表现较为突出,如胁痛、口苦、倦怠、纳差、腹胀等。后者传染途径单纯,以输血及使用血液制品而导致者为多;年龄常为中老年段,多为慢性迁延性肝炎;由于病毒邪热直接入于营血之中,故临证多见齿鼻衄血、肝掌、蜘蛛痣、舌质暗红等。慢性乙型肝炎病机多见肝郁脾虚、湿热中阻。慢性丙型肝炎大多数病例为无黄疸型,早期症状不明显,病机以瘀血阻络为主。

在治疗方面,因慢性乙型肝炎湿热表现突出,尤以黄腻苔、弦滑脉多见,病机属湿热缠绵、正邪交争,气分证往往持续较久,临床表现多而杂。而慢性丙型肝炎多从输血感染,血热血瘀证多于慢性乙型肝炎,气分证较少,症状较单纯。所以慢性乙型肝炎 ALT 波动较大,获效时间较长,而丙型肝炎 ALT 波动较少,获效时间较短,总复常率高。

在用药上,清热解毒虽为乙型、丙型肝炎的主要治法,但在选择用药及其配合比例方面有所不同。慢性乙型肝炎以清热解毒、疏肝理气为主,配用化湿活血药,常用虎杖、白花蛇舌草、蒲公英、半枝莲、苦参、败酱草、土茯苓、法半夏、枳实、柴胡、全瓜蒌、香附、郁金、川楝子、丹参、当归,或加用女贞子、何首乌、麦冬等。而慢性丙型肝炎病位主要在肝、脾,尤以脾为主,其病机以脾虚为本,治疗应以健脾益气为主,凉血活血为辅,其中药物常用黄芪、党参、茯苓以及金银花、虎杖、紫草、牡丹皮、赤芍、白鲜皮等。因丙型肝炎气分证少、症状较单纯、虚象较明显等因素,宜用较大剂量的生黄芪,以升举阳气、透邪转气,而且对 ALT 的影响不如乙型肝炎那样明显。乙型肝炎使用黄芪时尚应考虑患者的 ALT 是否平稳,偏高时不用或少用,否则会延缓病情恢复,这方面两者治疗略有不同。总之,慢性乙肝和丙肝的诊治应辨证与辨病相结合,有兼夹证候出现时,宜根据辨证所得,采用适当的兼治法,以提高临床疗效。

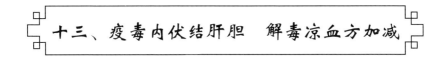

十三、疫毒内伏结肝胆　解毒凉血方加减

【案例回顾】

孙某,男性,71 岁。初诊日期 2014 年 5 月 22 日。患者于 2 年前因腹胀就诊,经检查确诊为慢性丙型肝炎,后未正规治疗。近期患者腹胀又作,伴有肝区隐痛,遂来就诊。刻诊:肝区隐痛,腹胀,无腹痛;精神尚可,胃纳可;小便色黄,大便通畅;舌边尖红、苔薄白腻,脉细弦。肝功能:ALT 149U/L,AST 180U/L,TBil 28.1μmol/L,DBil 9.9μmol/L,HCV-RNA 4.3×10^4IU/ml。

中医辨证:疫毒内伏,化热夹湿,郁结肝胆。

治法:清解疫毒,清热利湿,疏肝利胆;方以解毒凉血方加减。

处方：紫草 15g、水牛角片（先煎）40g、丹参 10g、郁金 10g、白花蛇舌草 30g、平地木 30g、紫花地丁 30g、赤芍 45g、牡丹皮 10g、蒲公英 30g、败酱草 30g、六月雪 30g、龙胆草 15g、鸡血藤 10g、木香 6g、莪术 30g、茵陈 30g、金钱草 30g、炙鸡内金 30g、八月札 15g、生地黄 10g、垂盆草 30g、佛手 15g。

每日 1 剂，水煎，早、晚分服。

二诊：肝区隐痛较前减轻，腹胀缓解；纳可，夜寐安，二便正常；舌暗、边有瘀斑、苔微黄腻，脉细弦。原方去佛手，加佩兰 20g。

三诊：肝区不痛，腹胀不适，大便尚通畅；舌暗、尖红、苔白，脉细弦。肝功能：ALT 145U/L，AST 160U/L，TBil 25.6μmol/L。前方加黄芩 20g、田基黄 30g、大腹皮 30g。

其后，患者以上方加减治疗，湿热重加生薏苡仁 30g、佩兰改为 30g；低热加黄芩 30g、胡黄连 8g。至 2014 年 10 月 16 日，患者无不适主诉，复查肝功能正常。

【师生问答】

学生：老师，慢性丙型病毒性肝炎目前没有慢性乙型病毒性肝炎患者那么多，但也给患者带来沉重的经济和心理上的负担，所以要重视本病。请问本病中医中药有优势吗？

老师：是的。其实丙型病毒性肝炎是一种全球性分布的严重传染病，其病毒传播多与输血、手术、血液透析、吸毒等有关。丙型肝炎病毒（HCV）感染后慢性化、肝硬化和肝癌的发生率较高，感染 20 年后发生肝硬化的概率为 10%~15%，感染 30 年后 HCV 相关的肝细胞肝癌发生率为 1%~3%。我国一般人群的抗 HCV 阳性率为 3.2%。一般认为慢性丙型肝炎治疗的关键是抗病毒，近年来，干扰素或联合利巴韦林已成为西医治疗的首选方案。但此治疗方案价格高昂，副作用大，且临床疗效也不尽如人意，而中医药治疗丙型肝炎具有较好的临床疗效。

此例患者外感疫毒之邪，与体内湿热之邪相合，久而入络，郁阻肝胆；疫毒之邪久病入络，而致血分有热，故治疗以凉血解毒为先。方中水牛角片、生地黄、赤芍、牡丹皮清解血分之热；龙胆草、垂盆草、紫草、六月雪、败酱草、蒲公英等清热解毒；丹参、郁金、鸡血藤、紫草等化瘀活血；茵陈、炙鸡内金、金钱草、八月札等疏肝利胆。治疗以辨病与辨证相结合，主次分清，综合施治，使血热得消，毒邪得去，故获良效。

学生：老师，可否请您再谈一下慢性丙型病毒性肝炎的病机转变？怎样从整体把握本病的传变，提前加以预防呢？

老师：好的。慢性丙型肝炎的临床表现主要为倦怠乏力、纳差、恶心、呕吐、厌油、胁肋胀痛、脘腹胀满、小便黄赤、面色晦暗、胁下癥瘕、手掌红斑、血痣赤缕等。中医学中并无"慢性丙型肝炎"之病名，慢性丙型肝炎当属于中医学"黄疸""胁痛""肝着""积聚""疫毒"等病证范畴。病机主要为湿滞、毒聚、血瘀等阻络、伤气，其中以湿热毒邪多见。湿性黏滞，以致病势缠绵；邪毒瘀结，则阻遏阳气、耗伤正气。

对于慢性丙型肝炎病机的转化，一般可归纳为以下规律：实（湿热疫毒犯血）—虚（肝脾胃受累）—瘀（气滞血痹）；总体表现为虚实交杂，其始在气，继则及血，终致气血两伤。肝藏血，湿热毒邪侵犯营血，使藏血之肝脏受损；肝络不和，血行郁滞，以致瘀热毒邪互结。临床症见：肝区胀痛或刺痛，胁下癥积，胁痛固定；面色晦暗或见血缕，大便秘结；手掌红斑，齿鼻衄血；舌紫暗或有瘀斑、瘀点，脉细弦涩。肝病最易传脾，肝郁气滞，脾失健运；湿邪久蕴，伤及脾阳，脾气受损。临床症见腹胀痞满，纳呆，便溏，舌红、苔黄腻，脉滑数。

学生：老师，本案使用的是凉血解毒方加减治疗，请您谈一下组方思路和常用加减。

老师：好的。在临床上临证辨治慢性丙型肝炎，强调应辨病与辨证相结合，并根据多年的临床实践，总结出经验方"解毒凉血方"（紫草、水牛角片、赤芍、丹参、郁金、鳖甲等），方中紫草、水牛角清热解毒，凉血活血；丹参、郁金活血凉血，行气解郁；佐以鳖甲软坚散结。诸药合用，共奏祛邪解毒、凉血和络之功效。当然，我们根据患者具体情况可以加减使用。

若热重于湿，症见身目黄染、口干口苦、大便秘结、小便黄赤、舌红苔黄腻者，可加用栀子、黄柏、黄连、茵陈、大黄、厚朴等。

若湿重于热，症见身目黄染、口淡黏腻、恶心纳呆、舌淡、苔白腻者，可加用茯苓、白术、半夏、猪苓、生薏苡仁等。

若痰湿热结，症见肝区胀痛、身重乏力、大便黏滞、舌红苔腻、脉弦滑者，可加用黄芩、半夏、枳壳、竹茹、夏枯草等。

若肝郁气滞，症见胸胁胀痛、胸闷腹胀、急躁易怒者，可加用柴胡、当归、白芍药、郁金、香附等。

若气滞血瘀,症见两胁刺痛、痛有定处、胁下痞块、面色晦暗、赤缕红掌、肌肤甲错、舌暗或有瘀斑等,可加用鸡血藤、海藻、赤芍、延胡索、水红花子等。

若疫毒内陷,症见心烦口渴、口有肝臭或高热神昏谵语、衄血、舌红绛苔黄腻者,可加用黄连、黄芩、黄柏、生地黄、赤芍、茵陈、连翘等。

学生:谢谢老师。

老师:中医治病不能光看患者各项实验室指标,要关注患者,即患这病的人。也不能一味地祛邪,要时时扶正,祛邪扶正兼施。

慢性丙型肝炎总属湿热毒邪内侵营血而引发,因而治疗时可考虑常规使用清热解毒、凉血散瘀药物,如水牛角片、牡丹皮、赤芍、栀子、苦参等,以使深入血分之热邪由深出浅,截断病势进展,同时也可起到保护阴液免受损伤的作用。

湿邪亦是本病的重要病因之一,湿性黏滞,日久则伤及脾胃正气,使病情缠绵难愈。临证亦非常重视使用利湿的药物,如症见心中懊恼、小便色黄等湿热中阻之象,常加用六月雪、田基黄等清热利湿之药;如症见乏力、纳差、身困便溏等脾虚湿困之象,常加用白术、生薏苡仁、鸡内金、茯苓等健脾利湿之药。

本病的病机关键总属热毒瘀结、肝脾损伤,所以在强调祛邪的同时,需注意顾护患者的脾胃功能。脾胃为后天之本、气血生化之源。脏腑功能的正常发挥、机体正气的充实,均有赖于脾胃化生的水谷精微。若脾失健运,气血化生乏源,脏腑失于濡养,可加重病情。

在慢性丙型肝炎的治疗中,常用的清热凉血或苦寒之药易损伤脾胃,我也常加入山药、白术、炙鸡内金、砂仁、生山楂、炒谷芽等健脾和胃之品,以求顾护胃气,使祛邪而不伤正,亦有防止肝病传脾之意。

学生:哦,我知道了,临证时要多注意保护中焦脾胃功能。谢谢老师。

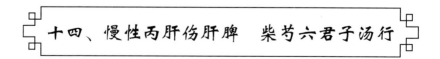

十四、慢性丙肝伤肝脾　柴芍六君子汤行

这是一例慢性丙肝伤肝脾的案例。

【案例回顾】

熊某,女性,53岁,初诊日期2012年5月7日,以"发现丙肝抗体阳性2年"为主诉。2010年发现丙肝抗体阳性,HCV-RNA 9.05×10^{5}IU/ml。转氨酶升高,经保肝、降酶、未行干扰素抗病毒治疗,肝功能受损。刻下症:精神抑郁,右胁隐痛不适,身困乏力,活动后加重,纳差,食后胃脘部胀满不适,二便调,夜休可。体温36℃,脉搏78次/min,呼吸18次/min,血压120/80mmHg。肝病面容,肝功能:ALT 124U/L,AST 93U/L。HCV-RNA 7.03×10^{4}IU/ml。腹部B超:肝光点增粗,胆囊炎性改变。舌淡苔白,脉沉弦。患者久病,精神抑郁不畅,伴右胁隐痛不适,面色萎黄,身困乏力,活动后加重,纳差,食后胃脘部胀满不适,证属肝郁脾虚。患者情志抑郁不畅,肝失疏泄,气机郁结,出现右胁隐痛不适,久病正气虚损,见身困乏力,动则气耗,故活动后加重,肝病及脾,致脾失健运,则见纳差,食后胃脘部胀满不适。方宜柴芍六君子汤加味。

处方:柴胡12g、茯苓15g、白芍15g、白术15g、甘草5g、重楼10g、白花蛇舌草10g、党参20g、黄芪30g。

14剂,水煎服,每日1剂。西医给予注射用重组干扰素α1β 30μg,隔日1次肌内注射,利巴韦林300mg每日1次口服,抗病毒治疗。

二诊:患者精神好转,未出现胁肋部不适,乏力减轻,纳食增加,面色较前红润光泽,查肝功能:ALT 66U/L,AST 70U/L。舌淡红苔薄白,脉沉弦。效不更方,继守前法。14剂,水煎服,1日1剂。

三诊:患者诸症消除,1个月后复查肝功能正常,HCV-RNA<1 000IU/ml。连续3年随访无明显不适,HCV-RNA<1 000IU/ml,肝功正常,腹部B超:肝胆胰脾声像图未见明显异常。

【师生问答】

学生:老师,本病用中药可以减少西药干扰素的副作用吗?

老师:慢性丙型肝炎西医治疗主要是抗病毒,干扰素联合利巴韦林为公认的治疗方案,可以抑制病毒复制甚至清除,减少传染性,改善肝功,减少肝组织病变,提高生活质量,减少或延缓肝硬化和肝癌的发生。

但这种方法并不是所有丙型肝炎患者都适合,如Ⅰ型感染,效果较Ⅱ、Ⅲ型差。且干扰素副作用多,如一过性外周血细胞减少、抑郁、妄想、重度焦虑等精神异常,自身免疫性疾病及肾脏损害等。

患者慢性丙型肝炎背景,久病致肝气郁结,脾失健运。病毒复制,需抗病毒治疗及改善临床症状。运用疏肝健脾之法选柴芍六君子汤,兼用扶正祛邪之品,使患者诸症消除。为干扰素的长期治疗提供了保障,减少了其治疗副作用的发生。

学生:老师,可以请您谈谈慢性丙型肝炎的常用证型吗?

老师:好的。慢性丙型肝炎中医多将其归属于"虚损""疫毒"范畴,认为基本病机为正虚邪恋。所谓"邪之所凑,其气必虚",得病的根本原因是正气虚弱。正虚是内因,为病变核心,也是疾病缠绵的关键之所在。一方面正气虚弱,机体防御能力下降,无力阻挡丙型肝炎病毒即疫毒外邪的侵袭,而在病邪侵入人体后,又难以与之做斗争,无力祛邪外出,致病情缠绵难愈。所谓"正气存内,邪不可干",而当机体正气虚弱时,正气不能胜邪,导致疾病的发生。另一方面丙型肝炎病毒即疫毒外邪入侵,直中血分,潜伏较深,正气与之斗争,病势缠绵,正气受损,出现肝、脾、肾等脏器正气虚弱的表现。临床主要分为以下几个证型:

1. 肝郁脾虚型

症见精神抑郁或烦躁,胁肋不适,面色萎黄,纳食减少,口淡乏味,脘痞腹胀,大便溏薄,舌淡苔白,脉沉弦。

治以疏肝健脾解郁,祛邪解毒。

方用柴芍六君子汤加味。

处方:柴胡 12g、茯苓 15g、白芍 15g、白术 15g、甘草 5g、重楼 10g、白花蛇舌草 10g。

加减:兼湿热者,加黄芩 12g、焦栀子 9g、苍术 15g。兼血虚者,加当归 15g、益母草 20g。右胁疼痛不适、情志抑郁不畅明显者,加香附 12g、郁金 12g 以增强疏肝理气止痛之效。胃脘部不适,纳食减少明显者,加生山楂 20g、鸡内金 12g、莱菔子 20g,以增健脾消食和胃之效。

2. 肝肾阴虚型

症见头晕耳鸣,两目干涩,口燥咽干,失眠多梦,五心烦热,腰膝酸软,女子月经减少或闭经,舌体瘦,舌质红,苔少无津,或有裂纹,脉细数无力。

治以养血柔肝,滋阴补肾。

方用补肝汤加味。

处方：熟地黄 20g、川芎 9g、白芍 10g、木瓜 12g、当归 12g、酸枣仁 20g、山药 15g、山萸肉 15g、牡丹皮 9g、重楼 10g、白花蛇舌草 10g。

加减：兼肝气横逆者，加川楝子 5g、柴胡 10g。手足心热、耳鸣甚者，加杜仲 12g、牛膝 9g、黄精 15g 以增滋养肝肾之效。双目干涩甚者，加女贞子 10g、野菊花 12g、枸杞 10g 以增清柔肝明目之效。

3. 肝脾血瘀型

面色晦暗，或见赤丝血缕，肝脾大，质地坚硬，朱砂掌，女子经行腹痛，经水色暗有块。舌质暗或有瘀斑苔薄，脉沉细涩。

治以活血化瘀，通络散结为法。

方用桃红四物汤加味。

处方：桃仁 9g、当归 9g、赤芍 9g、白芍 9g、川芎 6g、红花 6g、熟地黄 12g、丹参 15g、重楼 10g、白花蛇舌草 10g。

加减：兼血虚者重用当归、白芍 20~30g，黄精 30g。兼气虚者，加党参 20g、黄芪 30g。兼气滞者，上方加柴胡、桔梗、枳壳各 10g。女子行经腹痛，经水色暗有块甚者，加益母草 20g、莪术 9g、三棱 9g 以增活血通经止痛之效。

我在临床上以扶正祛邪为基本原则展开辨证施治，同时可以减少或减轻干扰素的副作用。

学生：老师，本案是属于第一个证型肝郁脾虚型，所以处方用柴芍六君子汤加味，结果效果也很好，病情得到缓解。

老师：是的。在这里要说明的是：①病因病机的深入认识是提高疗效的基础，湿毒、瘀阻、肝郁是本病的病因、病理基础。②由于本病症状往往较少、较轻，四诊合参所获诊断信息少，辨证施治水平难以进一步提高，为此，摸索微观辨证指标十分重要。③中西医结合是提高疗效的重要途径，筛选有效中药抑制病毒复制，配合干扰素消除病毒，减少副作用，提高免疫功能，提高疗效。当然，中药与其他抗病毒药联用值得进一步尝试。

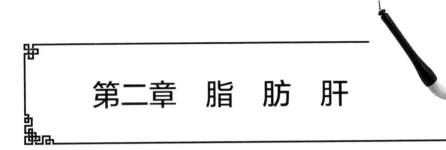

第二章 脂肪肝

脂肪肝是由多种原因引起的肝脏脂肪性病变,当肝细胞内脂质蓄积超过5%,或组织学上每单位面积1/3以上肝细胞脂变时,称为脂肪肝。脂肪肝属于中医学"肝癖""胁痛""积聚"范畴。

第一节 单纯性脂肪肝

一、湿热瘀积互结肝 清热化瘀消积痤

【案例回顾】

李某,女性,56岁,初诊日期2014年1月3日。主诉:间断性乏力3年,加重伴右胁肋不适1个月。刻下症:乏力,右胁肋不适,腹胀,口干苦,饮食、睡眠可,小便黄,大便黏腻不爽。舌质紫暗,苔黄腻,脉滑。肝脏CT:脂肪肝。肝功能:ALT 56U/L,AST 42U/L,GGT 97U/L,TG 2.1mmol/L。辨证为湿热瘀积证,治疗以清热利湿、化瘀消积法为主。

处方:龙胆草10g、茯苓15g、木香12g、决明子20g、山楂15g、黄芪20g、何首乌10g、泽泻10g、丹参10g、郁金10g、枳椇子10g、海藻10g、大黄(后下)3g。

5剂。水煎服,每日1剂,分2次口服。

二诊:乏力缓解,右胁肋不适好转,无明显腹胀、口干苦,饮食、睡眠尚

可,小便淡黄,大便不成形,日两次。舌质暗,苔薄黄,脉滑。上方继续服用 10 剂。

三诊:未述异常不适。舌质暗红,苔薄。复查肝功能:ALT 31U/L,AST 28U/L,GGT 65U/L,TG 1.66mmol/L。嘱患者清淡饮食、适当运动。

【师生问答】

学生:老师,脂肪肝目前多认为以痰湿内阻为主,但选用化瘀消积法是为什么呢?

老师:在临床实践中,发现脂肪肝发病后部分患者无自觉症状,但相当一部分患者其症状不仅表现出肝脏肿大,右胁不适或疼痛、压痛,常随情绪而起伏,身乏困,舌紫暗、苔白厚腻,脉弦滑等以肝本脏为主的症状、体征,同时出现胸胁不适、蜘蛛痣、胆石症、胸闷善太息等肝经的病变及肥胖、脘腹胀满、纳差、恶心呕吐、身重乏力、便溏等肝木横克脾(胃)土的表现。因此,肝气郁滞、痰浊内蕴、瘀血内结是脂肪肝发生发展的重要病机。其病位主要在肝,包括其经,涉及脾胃。绝大多数患者表现以邪实为主。

肝为五脏之一,位于腹部,横膈之下,右胁之内,为魂之处、血之藏、筋之宗。肝属木,性喜条达,主动、主升。肝以血为体,以气为用,故有"体阴而用阳"之说。其主要生理功能是主疏泄、主藏血。其疏泄功能正常则气机调畅,气的升降出入运动正常,气血和调,经络通利,五脏六腑的活动也就正常和调,脾胃的运化功能也得以正常进行。肝的调节血量是以贮藏血液为前提的,而将藏于肝内之血输布于外周又须依靠肝的疏泄功能,所以《血证论》说"以肝属木,木气冲和调达,不致遏郁,则血脉通畅"。气血运行通利,五脏六腑经络功能正常,情志舒畅,血有所藏,魂有所舍,那么痰浊、瘀血等病理产物也就无从生成、不能积聚于肝,脂肪肝之疾亦无从得之。人身之病多由于郁,《医经溯洄集·五郁论》中说"凡病之起也,多由乎郁,郁者滞而不通之义",《丹溪心法·六郁》中也说"气血冲和,万病不生,一有怫郁,诸病生焉,故人身诸病,多生于郁"。正常时肝主疏泄,调畅全身气机和情志,影响脾之运化和胃之受纳,且司藏血和调畅血行之职。若因饮食失节、过食肥甘厚味或饮酒过度,致痰湿酒毒内蕴,或情志失调、肝气郁滞,或年老体衰、病后体弱、正气不足、肝体失养或脾胃失健、土壅木郁,或他病及肝等原因,均可影响肝的正常生理功能。而肝喜条达,更忌怫郁,失调则最易肝气郁滞。肝气郁滞则肝脏气血津液皆受其害,其为病繁杂,变证多端,为百病之始,诸郁之首。由于津液的输布代谢,亦有赖于气的升降出入运动,因此,气机的郁结,会导致津液的输布代谢障碍,从而产生痰、水等病理产物,加之肝的疏泄功能正常与否和脾胃的运化功能密切相关,肝气郁滞,脾失健运,水湿不化,痰浊则生;同时,肝以血为体,以气为用,气郁不达,气病及血,加之痰浊内阻,亦影响气血运行,如此循环往复,形成恶性循环,终致气滞痰阻、血瘀积聚于肝从而形成脂肪肝。故而临床上要采取化瘀消积之治法。

学生:老师,很多人怀疑中医药治疗脂肪肝的效果,您是如何理解的呢?

老师:高脂血症、脂肪肝在中医属于湿热中阻。"降脂保肝"相对于西药降血脂过程中的"伤肝"作用有了更高的要求,它要求降血脂的药物具有降脂作用的同时,不损害并能改善肝脏的功能,促进肝细胞再生,增强肝脏修复从而逆转脂肪肝。中药治疗高脂血症、脂肪肝的优势在于降脂保肝。中药降血脂是通过多方面起作用的,近年来的基础研究证实多种降脂药不但有降脂作用,同时有改善肝功能作用。如茵陈,其功效是清利湿热,利胆退黄,有明显保肝抗纤维化作用。山楂其功效是消食化积,活血散瘀,经研究知其含有多种有机酸及脂肪酶等,有明显降血脂减轻动脉硬化的作用。泽泻功效利水渗湿,泄热,经研究知其含有三萜皂苷类化合物、生物碱及脂肪酸等,有抗脂肪肝的作用。决明子功效是清肝明目,润肠通便,经研究知其所含的大黄酚有降血脂作用。丹参功效为活血化瘀,经研究知其有降血脂作用,并可抑制或减轻肝细胞变性、坏死及炎症反应,促进肝细胞再生,并有抗纤维化的作用。中药复方研究已跳出了"保肝降酶"的范畴,以保肝降酶为表象,从分子层次借助免疫组化等方法,从抗 HBV、细胞膜脂质过氧化、细胞凋亡等方面深层次探讨中药复方保肝降酶的作用机制。

中医学讲究整体观念,治疗上强调辨证论治,对于脂肪肝患者用药前应对患者整体状况进行评估,有针对性地处方用药。在充分掌握患者四诊信息的情况下,辨证求因,审因论治。高脂血症、脂肪肝从中医证候角度看,属本虚标实的病证。本为脾、胃、心、肝之虚损,标为痰浊、瘀血。应根据具体患者的不同证候特点,加以分型治疗。辨证中需强调病位,如辨证为肝胆湿热者,五味子、黄芪等性温之品需谨慎运用,脾肾阳虚者,清热利湿解表之品要慎用。总之,中药治疗脂肪肝绝不是具有降脂、保肝中药的堆积。根据中药药理堆砌用药易犯"虚虚实实"之戒,使临床疗效得不到保障。

鉴于一些西药降脂药对肝脏的损害作用明显,往往对患者的心理和生理造成很大影响,不利于患者的用药依从,而中药降脂药在降脂作用的同时,不但没有西药对肝脏的损害作用,中药还能改善肝功能,更利于患者接受,因此应加强中药治疗高脂血症及脂肪肝的临床研究。

学生:老师,舌脉对于诊断疾病至关重要,请问您在临床上是如何根据舌脉来进行辨证的呢?

老师:我认为本病在病变过程中,因其病因、体质各异,病情出现或痰湿偏盛,或血瘀偏重,或气虚显著,临证当据舌、脉细辨,权衡痰瘀轻重,以获佳效尤为重要。

苔白厚腻,脉缓者,为痰湿偏盛之象。治以基本方加茯苓 10g、炒杏仁 10g、白豆蔻(后下)10g、生薏苡仁 15g,以助健脾理气祛湿之功效。

舌淡红瘀暗或有瘀斑、瘀点,脉涩者,为瘀血偏重之征。重用丹参 30g,酌加赤芍 15g、虎杖 30g 等活血化瘀柔肝之品。若血瘀日久不愈,胁下癥积者,酌加水蛭 6g、三棱 10g、莪术 10g,以助逐瘀消癥之功效,但应中病即止,以防伤正。

舌质淡暗,苔白偏腻,脉细涩者,则为气虚血瘀痰阻,虚实夹杂的表现。治以基本方酌加太子参 15g、刺五加 30g 等,以助益气扶正之功效。

学生:老师,现在主张中西医结合治疗,在临床中是如何参考西医理论的?

老师:中医治病重在辨证论治,而中医之证由临床症状所组成,故无症则无证。然而临床中有诸多脂肪肝患者,经常无明显不适,而在体检时发现。一般认为对于此类患者,则应结合影像学检查、实验室检测结果以及脂肪肝的发病机制,综合分析以指导临床遣方用药。

1. 依病因遣药

脂肪肝是各种原因引起的肝细胞内脂肪堆积,按其成因不同,可分为营养性脂肪肝、酒精性脂肪肝、病毒性脂肪肝、内分泌性脂肪肝、药物性脂肪肝和妊娠期脂肪肝等。根据中医的整体观念,从整体出发,针对病因,投方遣药,方可取得好的疗效。如非酒精性脂肪肝多选用山楂、茵陈、泽泻、草决明、制首乌、五灵脂等。《日用本草》说山楂"化食积,行结气,健脾宽膈,消血痞气块",制首乌有补肝肾、益精血之功,两者为防治脂肪肝的常用药物。茵陈性味微寒,清热利湿,有确切的保肝作用,能减轻肝脏发生脂肪变性;泽泻能抑制肝内脂肪堆积,改善肝功能,并有一定的抗脂肪肝作用;草决明能抑制胆固醇升高,改善胆固醇在体内的分布状况;五灵脂苦泄温通,《本草纲目》言"五灵脂,足厥阴肝经药也。气味俱厚,阴中之阴,故入血分",为常用活血化瘀中药。

2. 依实验室指标遣药

脂肪肝患者大多数伴有不同程度的肝功能损伤,对于肝功能异常的患者,常用五味子粉冲服或五味子打碎煎服。五味子核仁具有降低 AST、ALT 的作用已被证实,广泛应用于临床多年;对于血脂升高的患者,可选用山楂、制首乌、茵陈、泽泻、草决明、五灵脂等,其理由如前所述,临床效果可靠。

中药治疗脂肪肝,是通过多层次、多环节、多靶点的综合作用来实现的,这也是中医药治疗脂肪肝的优势。随着对脂肪肝防治的深入研究与探讨,这种优势会更加凸显,进而会更广泛地在临床使用。

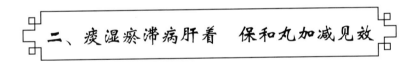

二、痰湿瘀滞病肝着　保和丸加减见效

【案例回顾】

郝某,男性,27 岁,初诊日期 2016 年 2 月 19 日,患者因"反复乏力 1 年,加重伴上腹胀痛 1 周"就诊,现症见:倦怠乏力,肢体困重,上腹胀痛,以隐痛为主,食欲不振,进食后时感嗳气,口苦、口干不欲多饮,睡眠不安,多梦易醒,大便溏稀不调、黏腻不爽,日行 2~3 次,量少,小便平,舌质暗红,苔薄黄腻,脉细弦。查体:右上腹轻压痛,无反跳痛,形体肥胖,身高 168cm,体重 86kg。平素嗜食肥甘厚味,久坐少动。既往无饮酒及吸烟史,无肝炎史。腹部 B 超提示:中度脂肪肝。诊断为"肝着"病。辨证为痰湿瘀滞证。治以理气化痰,消脂降浊。方选保和丸加减。

处方:丹参 15g、干荷叶 20g、生山楂 30g、神曲 20g、连翘 10g、茯苓

15g、法半夏 10g、陈皮 10g、莱菔子 15g、炒白术 10g、炒谷芽 20g、麦芽 20g、枳壳 15g、延胡索 10g、川楝子 10g、合欢皮 10g、厚朴 10g、三七粉(冲服)3g。

14 剂，每日 1 剂，水煎 400ml，中、晚饭后温服。

2016 年 3 月 6 日复诊，患者诉上腹胀痛明显减轻，肢体困重感减轻，睡眠欠佳，纳食一般，大便日 1~2 行，未见明显不尽感。舌质暗红，苔薄黄稍腻，脉细弦。继续服上方加夜交藤 20g、14 剂，服法同上。4 月 9 日复诊，患者上腹胀痛消失，精神好转，稍感乏力，夜寐可，纳食可，二便平。舌质淡红，苔薄黄，脉弦。复查腹部彩超示：轻度脂肪肝。继续予保和汤加减调理 3 个月余，并嘱加强运动，控制饮食，调畅情志。2016 年 8 月 26 复查彩超未报脂肪肝，患者精神完全恢复，体重 74kg。

【师生问答】

学生：老师，中医虽无脂肪肝的专属病名，但根据本病临床表现，当属中医胁痛、痞满、积聚、肝着等范畴。结合本案，请您谈谈对单纯性脂肪肝的认识。

老师：好的。中医无脂肪肝的专属病名，大多数医家认为本病病因主要为情志不遂、饮食不节、劳逸过度、外感湿热等。如《济生方·胁痛评治》言"夫胁痛之病……多因疲极嗔怒，悲哀烦恼，谋虑惊忧，致伤肝脏。肝脏既伤，积气攻注，攻于左，则左胁痛；攻于右，则右胁痛；移逆两胁，则两胁俱痛"，明确提出本病的病因是由于情志不遂，肝失疏泄，肝郁气滞所致。《济生拔萃》说："风寒暑湿得以外袭，喜怒忧思得以内伤，食啖生冷，过饮寒浆，扰动冲和，如是阴气当升不升，阳气当降不降，中焦痞塞，必成胀满。"《金匮要略·五脏风寒积聚病脉证并治》说："积者，脏病也，终不移。"由此可见本病病机多由情志不遂、饮食不节、劳逸过度、外感湿热等因素导致肝失疏泄，肝气郁滞，脾失健运，湿热内生，日久致肝肾亏损，痰浊瘀积于肝。

一般认为单纯性脂肪肝的病机主要为饮食不节，过食肥甘厚味，超过脾胃所承受的传输能力，中焦脾胃运化失职，膏脂过剩，饮食停积，导致"土壅"，湿热内生，熏蒸脾胃，反过来加重脾胃的损伤。脾胃运化不健，影响肝气的疏泄，进而产生"木郁"，肝郁气滞，气机失调，当升不升，当降不降，导致痰、浊、湿、热、瘀等病理产物蓄积于内，聚于肝则发为本病。

学生：老师,本案用的保和丸加减,在方剂学里讲的保和丸是治疗食积的,为何把它用作治疗本病?

老师：是的,本案处方是以《丹溪心法》保和丸加减治疗的。此方能够消食和胃,临床多用来治疗积内停,诸如会出现胸脘痞满胀痛、嗳腐吞酸、厌食呕吐、大便稀溏、苔黄厚腻、脉滑等症状和体征。然中医治病讲究异病同治和同病异治,只要证候相同均可以使用同一张方子治疗不同疾病。我们可以分析一下处方。

方中山楂善消肉食油腻之积,神曲善消酒食陈腐之积,莱菔子辛甘下气,善消面食痰浊之积,三药共用,佐以炒谷芽、麦芽,以消食物之积,积滞既消,"土壅"则疏,则膏脂得消,浊气得降;法半夏、陈皮、枳壳理气化痰,行气除胀;炒白术、茯苓健脾化湿和中;连翘清热散结消壅;川楝子苦寒降泄、行气止痛,延胡索行血中气滞,气中血滞,专治一身上下诸痛,两药合用,共起行气疏肝、活血止痛之功。三七补血化瘀,补肝体以助肝用。荷叶轻宣、升阳、散瘀,能裨助脾胃而升发阳气,能散瘀血,留好血;丹参生血、祛瘀,能破宿血,生新血。方中荷叶、丹参配三七化痰祛瘀,通利血脉。诸药配伍,共奏健脾理气化瘀,消脂降浊之效。

学生：原来本方思路是这样的,我知道了。那本方加减有何妙法?

老师：临床上根据不同的患者还需要经过加减处方,在临床运用过程中,要注意辨证加减。如腹胀满者加厚朴,改枳壳为枳实;肝郁明显者加郁金、玫瑰花;心烦不寐者加合欢皮、夜交藤;若阴伤者而见舌干口渴者加沙参、生地黄、石斛;大便干结者加火麻仁、杏仁、决明子;大便稀溏者加六月霜、石榴皮。

学生：谢谢老师。针对本案患者,请您分析一下本案辨证用方的思路。

老师：好的。单纯性脂肪肝起病隐匿,常无明显特异性症状,患者多以乏力、肝区隐痛或上腹胀痛等症状来就诊,常于体检时偶然发现肝大。此案属痰湿瘀滞的肝癖病,患者肥胖,肥人多痰、多湿,加之嗜食肥甘厚味,久坐少动,势必损伤脾胃,中焦运化失职,水湿停聚,湿郁化热,炼液为痰,"脾喜燥恶湿",痰湿日久,阻碍脾胃运化致脾胃损伤;肝脾相系,湿热熏蒸于肝,致使肝失疏泄,气机不畅,气郁日久,血行不畅,瘀血则生;终致痰、浊、湿、热、瘀蕴结于肝,发为本病。选用保和汤加减健脾理气化痰,消脂降浊,"土壅"得疏,"木郁"得畅,是肝病从脾论治的最好体现。

学生:老师,从处方思路来看,本病是要注重调肝脾吗?

老师:是的。单纯性脂肪肝由于发病机制尚不十分清楚,西医目前没有特效药物,治疗主要目标为改善胰岛素抵抗,防治代谢综合征及其相关终末期器官病变,从而改善患者生活质量和延长存活时间。但由于疗效不确切、药物毒副作用大等问题,西医相关药物的应用仍存在异议。我认为本病的病因病机多为饮食不节,恣食肥甘厚味导致脾胃运化失职,肝郁气滞,痰、浊、湿、热、瘀等邪气积聚于肝脏引起。中医药由于疗效明确,价格低廉且不耐药,临床运用较广泛。我基于"见肝之病,知肝传脾,当先实脾"理论,指出从脾胃来治疗单纯性脂肪肝,并提出本病的治疗上应首重脾胃,主张健脾化痰、消食导滞,同时不忘条达肝气、活血化瘀消坚。

第二节 非酒精性脂肪性肝

非酒精性脂肪性肝病是指除外酒精和其他明确的损肝因素所致的肝细胞内脂肪过度沉积为主要特征的临床病理综合征,与胰岛素抵抗和遗传易感性密切相关的获得性代谢应激性肝损伤。包括单纯性脂肪性肝病、非酒精性脂肪性肝炎(NASH)、脂肪性肝纤维化及肝硬化。中医学中无非酒精性脂肪肝这一病名,属于中医学"胁痛""积聚""痞满""痰浊"等范畴。

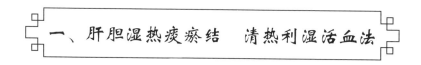

一、肝胆湿热痰瘀结 清热利湿活血法

【案例回顾】

卢某,女性,40岁,初诊日期2013年9月13日。主诉:右胁肋部不适1年余,疼痛1周。病史:患者有脂肪肝病史1年余,平素嗜食肥甘之品。1周前进食油腻食物后觉右胁肋部胀痛,伴恶心欲呕,神疲肢倦,口干,纳呆,腹胀,大便秘结,小便黄。查体见形体肥胖,巩膜无黄染,右上腹

轻度压痛,墨菲氏征阴性,肝右胁下1cm,边光滑,质中,轻触痛。舌暗红,苔黄腻,脉弦滑。查血常规正常;肝功能:TBil 24.2μmol/L,DBil 17μmol/L,ALT 63U/L,AST 43U/L;血脂:TC 5.81mmol/L,TG 2.14mmol/L;乙肝病毒标志物:HBsAg(-)。B超示:脂肪肝(中度),胆囊炎。

西医诊断:非酒精性脂肪肝(中度);胆囊炎。

中医辨证:胁痛(肝胆湿热,痰瘀互结)。

治法:清热利湿活血。

处方:柴胡9g、茵陈15g、泽泻20g、焦栀子9g、竹茹9g、白术9g、川楝子9g、赤芍15g、三七9g、生大黄(后下)5g。1日1剂,水煎服。

二诊:服10剂后,胁痛减轻,恶呕止,大便转溏,小便清,仍腹胀,纳呆。上方去竹茹、生大黄,加厚朴9g、炒莱菔子10g、续服20剂。

三诊:精神好转,胁肋不痛,仍偶有胁肋不适,腹胀减轻,纳食增,二便正常。复查肝功能正常,血脂:TC 5.52mmol/L,TG 1.91mmol/L。

处方:柴胡9g、茵陈12g、泽泻20g、炒苍术9g、白术9g、厚朴9g、川楝子9g、赤芍15g、三七9g、生首乌15g。

先后略有加减,连服3个月,诸症痊愈,复查B超、肝功能、血脂均正常。嘱清淡饮食,适当锻炼,以防复发。

【师生问答】

学生:老师,非酒精性脂肪肝多与痰湿有关,临床上也多从痰湿论治,而本案采用活血法,您认为痰湿和瘀血有关系吗?

老师:痰湿、瘀血为形成非酒精性脂肪肝的病理关键。现代医学认为,非酒精性脂肪肝是由多种原因引起的肝脏脂肪代谢功能障碍,致使肝内脂质蓄积过多的一种病理变化。对于脂质的认识,《黄帝内经》有"膏人""肉人""脂人"之论。张志聪在补注《黄帝内经》时指出:"中焦之气,蒸津液化,其精微……溢于外则皮肉膏肥,余于内则膏肓丰满。"在生理情况下,血脂作为津液的一部分,由水谷精微化生,并经脾的转输散精作用而布散营养周身。其中,肝主疏泄、助脾运化,肾藏精、主水,对于脂质的正常代谢也起重要作用。因嗜食肥甘厚味、过度饮酒,或劳逸失常,可损伤脾胃,使脾失健运,脂质不归正化,生湿化痰,痰湿内蕴即发为本病。如《景岳全书》中所说:"痰即人之津液,无非水谷之所化……但化得其正,则形体强,营卫充,若化失其正,则脏腑病,津液败,而气血即成痰涎。"或因情志失调,肝失疏泄,木不疏土,致脾失健运,水谷精微不归正化而脂浊痰湿内生。或因年长体衰,肾中精气不足,蒸腾气化无权,津液脂质停聚亦可为痰为湿。由于痰湿内蕴,或肝失疏泄,均可使气血运行不畅,血滞为瘀,进而痰湿、瘀血内结,停积于肝,遂形成"胁痛""积证"(脂肪肝)。如《古今医鉴》所说:"胁痛者……或痰积流注于血,与血相搏。"《灵枢·百病始生》也说:"温气不行,凝血蕴裹而不散,津液涩渗,著而不去,而积皆成矣。"

据临床研究发现,痰湿证及痰湿夹瘀证患者血液聚集性、黏滞性及凝固性(主要包括血小板聚集性、全血黏度、红细胞压积)均升高,而脂肪肝患者全血黏度、血浆黏度、红细胞压积也都显著提高,且以痰瘀互结证明显,提示了脂肪肝患者有痰湿、瘀血等病理产物的存在。

学生:老师,临床上为什么采用祛湿活血法?

老师:脂肪肝是由多种原因导致肝、脾、肾三脏功能失调,痰湿、瘀血内生,停积于肝而成。其病位在肝,与脾、胃、肾密切相关,属本虚标实之证。临床症状常见胁肋不舒或疼痛,腹胀满,食欲不振,头晕耳鸣,肢体困倦,腰膝酸软,肝脏肿大,舌暗红或有瘀斑,舌苔厚腻,脉弦滑等。因津血同源,痰瘀可以互生互化,痰、瘀等病理产物又可成为新的致病因素,使病情缠绵或加重发展为肝纤维化甚至肝硬化。所以,本病虽为本虚标实之证,但以标实为主,当急则治标。故拟祛湿活血为主要治法,祛痰化瘀以安其正,佐以疏肝健脾益肾,扶正以绝痰瘀化生之源。

据此,临床治疗脂肪肝的基本方多由泽泻、炒苍术、三七、茵陈、柴胡、厚朴、白术、何首乌等药组成。方中泽泻、茵陈利湿,炒苍术、白术、厚朴燥湿健脾以绝痰源,如《景岳全书》所说"湿痰宜燥之,非渗利不除也"。因《血证论》有"血积既久,亦能化为痰水","但去瘀血则痰水自消",故用三七活血化瘀通络,使湿祛痰消瘀化。《丹溪心法》说:"善治痰者,不治痰而治气,气顺则一身之津液亦随气而顺矣。"方中配以柴胡疏肝理气解郁,以调畅气机。因本病多有肾中精气不足,用何首乌补肝肾、益精血,补先天以助后天,使脾运健,脂浊得化。诸药合用,祛邪扶正,标本兼治。现代研究表明,泽泻、茵陈、何首乌、柴胡等有较好的调脂作用,用于治疗脂肪肝效果较好。

此外,尚可临证加减,以增强疗效。如腹胀、纳差明显,加炒莱菔子、炒麦芽、山楂以消食化积;恶心、呕吐加法半夏、生姜、竹茹以止呕;肝区胀痛明显,加佛手、川楝子行气止痛;脾虚甚,加黄芪、山药补脾;湿热重,加龙胆草、车前草清热利湿。

学生：老师，脾胃为后天之本，治疗本病，临床上应如何运用这个理论？

老师：对脂肪肝的治疗临床特点集中体现在重脾胃，学东垣，承古而不泥古；善辨证，兼辨病，病证结合；在治疗时要注重调理脾胃功能，如在治疗脂肪肝时健脾益气，使湿浊之邪不能留滞，肝气调达，肝脾功能协调而促进病愈。临床上常借鉴古时名家的经验，其中首推《金匮要略》的"见肝之病，知肝传脾，当先实脾，四季脾旺不受邪"，以及李东垣《脾胃论》的"元气之充足，皆由脾胃之气无所伤，而后能滋养元气"，"百病皆由脾胃而生也"。这里的"百病"包括消化系各脏器疾病，故在治疗中遵从《脾胃论》的"善治病者，惟在治脾"，临证时采用太子参、怀山药等补脾胃、升清阳，以正根本。在注重前辈经验的基础上，又不拘泥，在升发脾气治疗脂肪肝的同时，去湿与护肝并重。用药注重润不助湿、燥不伤津，有升有降、有走有守、有动有静，以达到通不伤正，补不滞邪。并在治疗慢性脂肪肝病时常佐用通络行瘀之品，补充了前人之经验，使疗效得以提高。如临床健脾疏肝、活血，利湿治疗脂肪性肝病。在治疗非酒精性脂肪性肝病时重视脾胃，但又不能唯脾胃论治。

学生：老师，临床上很多单味中药均可以用于治疗非酒精性脂肪肝，请您举例说明。

老师：虽然复方中药是中医临床治疗非酒精性脂肪肝的主要形式，但近年来，随着研究的深入，中药治疗疾病的机制已逐渐明确。越来越多的单味中药加入到了治疗复杂疾病的行列。由于非酒精性脂肪肝发病过程中的重要病理因素为瘀毒，因此具有逐瘀通经功效的中药是治疗非酒精性脂肪肝的对症药物，其中，以丹参、虎杖和大黄等最为常用。

1. **丹参**

丹参味苦，性微寒，归心、肝经，有祛瘀、生新、活血、调经等效用，祛瘀活血是其治疗非酒精性脂肪肝的主要作用机制，对后期非酒精性脂肪肝引起的气滞血瘀有良好疗效。实验证明，丹参能够调理胃肠功能、减轻肝脏脂肪变性及纤维化，可通过增强过氧化物酶体增殖物激活受体的表达，有效逆转高脂饮食所致的肝脂肪变性和炎症改变。现代研究也表明，丹参酮和总酚酸是丹参治疗非酒精性脂肪肝的主要活性成分，通过促进脂质代谢及抗脂质过氧化作用达到治疗非酒精性脂肪肝的目的,而总体疗效上,丹参总酚酸优于丹参总酮。

2. 虎杖

虎杖归肝、胆、肺经,具有祛风利湿、破瘀通经的功效,对非酒精性脂肪肝中期的湿热之邪中阻有较好疗效。现代医学认为,虎杖苷是其治疗非酒精性脂肪肝的主要活性成分。有专家亦通过实验证明虎杖苷可能通过改善胰岛素抵抗,增加大鼠体内对胰岛素的敏感性,减少脂肪动员,减轻或解除肝细胞氧化超载,从而降低血脂,改善肝功能,保护肝细胞,从而达到治疗非酒精性脂肪肝的作用。江庆澜等证明虎杖能改善非酒精性脂肪肝大鼠胰岛素抵抗,调节肝脏糖脂代谢,显著降低脂肪组织的 TNF-α 基因的转录,抑制非酒精性脂肪肝大鼠肝脏炎症反应。

3. 大黄

大黄味苦,性寒,归脾、胃、大肠、肝、心包经。具有攻积滞、清湿热、泻火、凉血、祛瘀解毒的功效。对非酒精性脂肪肝中、后期湿热蕴结或痰湿内阻、痰瘀互结等相关症状有较好疗效,大黄素是其治疗非酒精性脂肪肝的主要活性成分。有研究发现,大黄素具有保肝作用,在阻止肝细胞死亡的同时,还能对脂质过氧化后的炎症反应起到保护作用。总之,中医药治疗非酒精性脂肪肝有非常丰富的临床经验,根据患者不同疾病阶段及临床表现,遵循辨证论治法则,常能取得满意效果。与西医药比较,其优势明显,主要表现为:①非酒精性脂肪肝的中医临床症型与临床分期诊断标准明确,便于制订个体化治疗方案,与单纯的降脂、保肝治疗方案比较更有效;②可用于治疗非酒精性脂肪肝的复方或单味中药种类繁多,且安全程度高,常用的有陈皮、黄芩、茵陈、茯苓、何首乌、山楂、赤芍、丹参、桃仁等,此类中药均是国家规定的药食同源物品,适合 3 个月甚至更长时间的治疗周期。

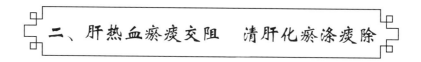

二、肝热血瘀痰交阻　清肝化瘀涤痰除

【案例回顾】

董某,男性,60 岁。初诊日期 2006 年 9 月 20 日。肝区胀闷不适 1 年,伴头昏,精神困倦,大便黏腻不爽。形体肥胖,唇舌紫暗,舌下脉络迂曲,苔黄腻,脉弦滑。实验室检查显示:血脂高密度脂蛋白降低,为 0.71mmol/L;低密度脂蛋白升高,为 4.57mmol/L;胆固醇正常;肝功能示:ALT 98U/L、AST 75U/L,余正常;血液流变学检查示:高黏血症;B 超示:肝大,肝区光点细密,后方有衰减。肝内管状结构欠清晰。

西医诊断:脂肪肝,高黏血症,高脂血症。

中医辨证:属肝热血瘀、痰浊交阻证。治宜清肝化瘀,涤痰降脂。

处方:草决明 18g、丹参 18g、水蛭 6g、姜半夏 12g、赤芍 12g、神曲 18g、生山楂 15g、野菊花 18g、葛根 15g。水煎服,每日 1 剂。并嘱其忌酒及节制饮食。

复诊 9 月 28 日:肝区不适明显减轻,头昏消失。继服上方 4 个月后症状消失,复查血脂正常,血液流变学正常,肝功能正常,B 超未见脂肪肝。

【师生问答】

学生:老师,临床辨证注重活血化瘀,本病的治疗是不是也用了此法?

老师:临床治疗非酒精性脂肪肝应注重治未病,强调活血化瘀法。单纯脂肪肝可以转变为脂肪性肝炎、肝纤维化、肝硬化,而中医认为肝纤维化、肝硬化者多有血瘀。本着"不治已病治未病"的观念,在脂肪肝发展为肝纤维化之前,予以活血化瘀的干预治疗很有必要。有研究表明,一些活血化瘀药具有改善血液流变学特性及抗肝纤维化的作用。秉承清代医学家王清任活血化瘀经验,多用桃仁、红花、丹参、鸡血藤、王不留行、川芎、赤芍、生山楂等。

学生:老师,痰瘀互结是重要的致病因素,这也存在于非酒精性脂肪肝吗? 为什么呢?

老师:脂肪肝的主要病机是肝经郁热,气滞血阻,瘀血内结。有人认为,该病证型虽多,但以肝郁血瘀为主要病机。尽管说法较多,但本病发病机理与中医理论中的痰、湿、瘀、积等密切相关,主要责之于肝、脾、肾三脏。肝失疏泄,脾失运化,肾虚气化不及,而致痰浊内生,气血痰瘀相互搏结,瘀阻肝络。尽管本病病机和肝、脾、肾均有关系,但是痰瘀互结也是非酒精性脂肪肝的基本病机之一。《古今医鉴》说"胁痛者……或痰积流注于血,与血相搏",朱丹溪有"痰挟瘀血,遂成窠囊"之说,这些都说明了脂肪肝的主要病机为痰瘀互结,积于胁下,日久则成本病。概言之,痰湿瘀血交阻互结,肝脏脉络阻遏形成脂肪肝。李东垣强调"恶血必归于肝",由于饮食不节、劳逸失常或者情志刺激引起脾失健运,肝失疏泄,或肾精不足,导致水谷精微(含血脂)不归正化,生湿化痰,引起水停、痰聚;痰浊阻络,气行不利,血行不畅,遂成血瘀,痰湿、瘀血更可互化。

痰是津液在体内运化输布失常停积于体内的病理产物。湿邪为阴邪,易阻滞气机、伤阳气,其性重浊、黏滞、趋下。湿邪最易化热或与热邪相合,形成湿热之邪,瘀亦可化热,邪热为无形之体,瘀血为有形之体,瘀血与邪热相互搏结,形成瘀热,往往使热邪久稽不退,瘀血久留不散。巢元方认为"诸痰者,此由血脉壅塞,饮水积聚而不消散,故成痰也",其阐明了瘀血化痰的病理过程;《血证论》言"血积既久,亦能化为痰水",提出瘀久成痰的观点,此为"痰瘀同源"之由。现有研究表明痰证患者突出表现血液浓稠性、黏滞性、聚集性和凝固性增高,可见痰证与血液循环的关系密切。正是如此,由痰致瘀或由瘀致痰,痰瘀相搏又致新的病因,继而病情缠绵,或病情发展,变生他证,痰湿瘀血既是本病的病理产物,亦是本病的致病因素。

学生:脂肪肝综合治疗非常重要,老师,对于这方面您是怎样认为的?

老师:《金匮要略》说"千般灾难,不越三条",因此,脂肪肝病因治疗十分重要。对于肥胖、嗜酒者,劝其戒酒,纠正营养失衡以减肥;对于由糖尿病、甲状腺功能亢进等疾病引起的脂肪肝,应积极控制原发病;对于服用类固醇激素、水杨酸制剂、镇静剂或接触氯仿、苯、四氯化碳等引起的脂肪肝,应避免再次服用或接触。坚持辨证求因及对症调养,在治疗脂肪肝时往往收到事半功倍的效果。

《素问·上古天真论》说"精神内守,病安从来",指出了精神对疾病的影响十分重要。因此,临证时要注重患者的精神调节,安神就能保持健康、却疾延年;反之神伤则病、神离则死。故主张患者要保持得失自调、忧乐自适和劳逸有度的心态。避免情绪过于激动,克服沮丧、焦急、烦躁、恐惧、忧郁、愤怒等各种消极情绪,保持乐观从容的心境;合理用脑,弛张有度,借以协调形神平衡,从而对脂肪肝恢复大有裨益。

另外,饮食和运动对脂肪肝的治疗也很重要。临证时一般都会告诫患者进食以高蛋白质、低糖、低脂肪、高纤维等富于营养的饮食为宜,对于肥胖的患者则注重限制其热量,逐步减轻体重,使其达到标准体重。并根据患者的情况选择合适的运动方式进行中等强度的运动,每周 3~5 次,每次 30 分钟以上为宜,一般选择在下午或晚饭后 1~2 小时进行。坚持量力而行、适可而止、形式多样、持之以恒的原则,其目的在于消耗多余热量,减轻体重。同时告诫患者运动一定要以自己能耐受为原则,运动强度的大小由自身适应性与耐受性而定,以自觉舒适为度,根据心率、呼吸频率、身体发热、出汗、口干、头昏等情况适时调整。只要能够坚持长期、有规律的体育锻炼,可促进脂肪肝的康复。

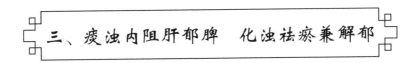

三、痰浊内阻肝郁脾　化浊祛瘀兼解郁

【案例回顾】

葛某,男性,32 岁,初诊日期 2006 年 12 月 8 日。主诉右胁肋部胀痛不适半年。伴见乏力、纳呆,形体胖,舌质红苔白厚腻,脉弦。B 超示:肝脏均匀性增大,肝脏回声明显增粗。超声诊断:中度脂肪肝。血生化:胆固醇 7mmol/L,甘油三酯 3.09mmol/L,ALT 172U/L,AST 52U/L,GGT 103U/L,LDL 4mmol/L,乙肝病毒标志物(-)。

中医诊断:肝积。

辨证分型:痰浊内阻,肝郁脾虚。

治法:化浊祛瘀、消导行滞。

处方:决明子 30g、瓜蒌仁 30g、莱菔子 30g、地骷髅 15g、厚朴 12g、枳壳 12g、留行子 12g、郁金 12g、虎杖根 30g、金钱草 30g、垂盆草 30g、绵茵陈 15g、生山楂 30g、广木香 9g。7 剂。

本方在行气解郁、化食消积的基础上又加入了虎杖根、金钱草、垂盆草、茵陈等清湿热之药,有降酶的功效。患者服上药后口苦得减,效不更方,前方续进 3 个月,复查血脂正常,肝脏 B 超显示:脂肪样变性消失。续予"调脂积"颗粒(院内制剂),定期复查,随访半年肝酶均正常。

【师生问答】

学生:老师,非酒精性脂肪肝一般类似于中医的胁痛等症,归入"肝积"，是"五积"的一种，可否请您谈谈"五积"的相关内容？

老师：好的。关于"五积"，可追溯到《难经·五十六难》"肝之积名曰肥气……肾之积名曰贲豚"。五脏之积统称为"五积"。后世《太平惠民和剂局方·伤寒门》也曾对"五积"提出新见解，释为"痰、寒、食、气、血"，并依此创制五积散。

据临床观察发现，目前我国脂肪肝的发病与"郁、食、脂、痰、瘀"在人体中的聚集、积滞关系密切，遂新释"五积"理论。新五积理论，即"郁、食、脂、痰、瘀"五积与地理环境、生活方式等关系紧密。

"气"积，《金匮翼·积聚统论》曾提到"气积，气滞成积也，凡忧思郁怒，久不得解者，多成此疾"。现代研究也表明肝病患者存在不同程度的抑郁情绪，影响着患者的康复与预后。

"食"积，酒食壅遏中焦，腑气不通，久则食积痞闷。

"脂"积概念的引入，源于现代检测手段的广泛应用。临床依据 B 超、CT 等诊断的患者，往往没有临床症状，而血脂增高长期存在，故引入了"脂"积的概念。

"痰"积者，喜食生冷之品或江南水乡，湿气较重，或思虑过多，脾虚气郁则水运受阻，聚而为湿，诸湿阻涩脉络，滞结成痰；而"瘀"积者，如《临证指南医案》所说"气滞久则必化热……久延血分"，郁则气滞，血行无帅，道难行也，又逢脂、痰、食阻滞脉络，与血液抟结，气滞并行，著而不去，瘀滞乃成。

另外，五积常相互影响、传变。《杂病源流犀烛·积聚癥瘕痃癖痞源流》曾提到"气不宣通，为痰，为食，为血，皆得与正相搏"。气积日久，可影响精微输布，脂浊内生；肝气横逆犯胃，脾胃失常，形成食积；气滞津凝，形成痰积；亦可影响血行，形成瘀积。因此，脂肪肝患者常与五积并见。

学生：老师，请问如何通过"五积"理论指导脂肪肝的治疗？

老师："食、郁、脂、痰、瘀"五积，能积于皮下、血脉等各处而致病。《医学发明》曾说"血者，皆肝之所主，恶血必归于肝"，肝者，血之库也，"五积"随血，人动则消，人静乃藏，静多动少，则阻滞于肝，与正相搏，痹阻血行，积滞乃生，妨肝之用并害其体，则成脂肪肝。

故依照五积侧重将脂肪肝分为初期、形成期、加重期。初期多以"食、郁"积为主导；形成期多以"郁、痰、脂"积为主导，加重期以"痰、脂、瘀"积为主导。结合"祛瘀化浊、消导行滞、疏理解郁"的治疗原则构成"五积"新论的核心。

初期"郁、食"积为主者,常见精神萎靡、食欲不振、脘腹胀满、两胁不舒、便秘等症。治疗上以消导行滞之法为主。酒食、浊气积聚。腑气不畅,易引起肝失疏泄,还能影响胰腺功能。胰属脾,且胰岛素抵抗不仅是脂肪肝发生的重要病因,还可促成肥胖的发生,肥人多痰湿,又易产生"痰"积。故通腑亦利胆,胆通则肝胰畅,有利于肝、胆、胰各司其职。临床"食积"常用山楂、麦芽、炒莱菔子、大黄等药物,"气积"者则可加枳壳、厚朴、香附、川芎等。

形成期"脂积、痰积、郁积"为主者,临床常见口淡、腹胀、水肿、困乏、舌苔白厚腻等。临床多采用疏理解郁、化浊之法。一般认为化浊关键在于实脾。脾主司水谷精微的运化及输布。脂肪肝之为病,初起多因"郁、食"而来,因"过"而积,超越脾之正常功用,致使脾失健运。病后邪聚愈重,即使脾复健,希望补脾以去积,则难矣,反有助邪之嫌。故多用"实脾"之法时,多采用"寓补于疏"。正如《素问·至真要大论》所说"客者除之……逸者行之",去宛陈莝,消五积于无形,则脾、肝、肾向愈。临床可用白豆蔻、炒薏苡仁、茯苓、胆南星、佩兰之类。

加重期以"脂积、痰积、瘀积"为主者,临床常见胁肋刺痛或有包块,面色黧黑,舌边有瘀点或瘀斑。"脂积、痰积、瘀积"初期常已存在,贯穿病程始末,并逐步加重。单祛痰则瘀血不化,单化瘀则痰浊不去,活血行瘀药的使用,不仅改善血液循环,且有助于解郁化痰。临床应选用当归、桃仁、赤芍、红花等药物。但后期演变为肝纤维化、肝硬化又遇阴虚易出血患者,需慎用行瘀药。

学生:老师,中医治未病在非酒精性脂肪肝的治疗中如何体现呢?

老师:中医"治未病"首见于《黄帝内经》,后经历代医家不断实践与发展,其内容与方法得到不断完善和丰富,"未病先防"和"既病防变"是其理论精髓所在。按定义延伸,目前将医学干预点前移的方法和手段都理解为"治未病"思想的具体体现。

《素问·四气调神大论》篇提出:"是故圣人不治已病治未病,不治已乱治未乱。"针对非酒精性脂肪肝的发病特点,采用中医"治未病"理论和手段对易患人群进行前瞻性干预以防患,对已患人群进行前瞻性治疗以防变,将对非酒精性脂肪肝的防治有重要意义。

1."未病先防"对高危人群的干预

"未病"是指针对某一疾病的病前状态。肥胖、2 型糖尿病、血脂紊乱和代谢综合征是非酒精性脂肪肝确定的危险因素,通过培养健康理念和健康生活方式,强化体育锻炼,可以提高非酒精性脂肪肝的临床疗效;控制异常血糖、血脂、BMI 水平可降低非酒精性脂肪肝的发病率。运用"未病先治"的原则防治非酒精性脂肪肝,关键在于锁定干预对象并找准干预切入时相。

2."既病防变"对现患人群的干预

《徐大椿医书全集·难经经释》指出:"善医者,知病势之盛而必传也,预为之防,无使结聚,无使泛滥,无使并合,此上工治未病之说也。"提出"治未病"思想不仅可用于疾病的预防,也可指导已患之疾的治疗,这就是"既病防变"。初期的非酒精性单纯性脂肪肝是可逆的,经有效干预可恢复正常,这正是"既病防变"的最佳切入时间。

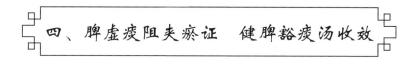

四、脾虚痰阻夹瘀证　健脾豁痰汤收效

【案例回顾】

患者男性,45 岁,初诊日期 2010 年 5 月 2 日。主诉:右胁胀闷不适、乏力 1 个月。患者有长期饮酒史,1 个月前因工作劳累和心情压抑出现右胁胀闷不适及乏力,遂前来就诊。现症:右胁胀闷不适,乏力,嗳气,纳呆,厌油腻,体胖,面白,神疲,小便可,大便溏、每日 1 次,睡眠可,舌淡、稍暗、边有齿印,苔白腻,脉细弦。肝功能检查示:ALT 85U/L,AST 105U/L,GGT 90U/L,TC 8.5mmol/L,TG 5mmol/L。B 超检查示:脂肪肝。CT 检查示:肝 / 脾 CT 比值 <0.5,重度脂肪肝。

西医诊断:脂肪性肝炎。

中医诊断:肝癖。

中医证属脾虚、痰阻夹瘀。治宜健脾化痰,理气活血。给予健脾化痰汤。

处方:白术 10g、茯苓 20g、泽泻 18g、玉米须 30g、桂枝 6g、姜半夏 10g、厚朴 10g、砂仁 8g、广木香 6g、山楂 15g、鸡内金 10g、橘红 10g、郁金 10g、九节菖蒲 10g、川芎 10g、丹参 15g、莪术 15g、甘草 3g。7 剂。每日 1 剂,水煎,分 2 次温服。同时嘱患者忌食生冷肥甘之品及烟酒,调理饮食,适当运动。

二诊:上述症状明显减轻,但仍便溏。上方加炒薏苡仁 30g,15 剂。每日 1 剂,水煎,分 2 次温服。2010 年 5 月 26 日三诊,症状基本消失。肝功能检查示:ALT 35U/L,AST 39U/L,GGT 37U/L,TC 4.7mmol/L,TG 1.8mmol/L。CT 检查示:0.5< 肝 / 脾 CT 比值 <0.75。将上方药物制成水丸,每次 9g,每日 3 次,口服。

三诊:患者述症状完全消失,患者体重减轻 5kg。CT 检查示:肝 / 脾 CT 比值 >1.0,脂肪肝消失。

【师生问答】

学生:老师,认识疾病讲究"探源流,求病机",可否请您结合病例谈谈?

老师:好的。根据脂肪肝的病因、病位和常见证候特点,可将其归为中医学"胁痛""湿阻""痰证""黄疸""积聚"等范畴。《难经》说"肝之积,名曰肥气",故也将脂肪肝称之为肥气病,指体内肥脂之气过多地蓄积于肝脏。对于该病的病因,古代医家各有见解。《素问·阴阳应象大论》说"清气在下,则生飧泄,浊气在上,则生䐜胀",《济生拔萃》说"风寒暑湿得以外袭,喜怒忧思得以内伤,食啖生冷,过饮寒浆,扰动冲和,如是阴气当升不升,阳气当降不降,中焦痞塞,必成胀满",认为该病与浊阴之气有关;《张氏医通》说"嗜酒之人,病腹胀如斗,此得之湿热伤脾",《临证指南医案》说"而但湿从内生者,必其人膏粱酒醴过度",认为该病与湿热有关;《古今医鉴》说"胁痛者……若因暴怒伤触,悲哀气结,饮食过度,冷热失调……或痰积流注于胁,与血相搏,皆能为痛",则认为该病与痰血瘀结有关。紧扣中医理论,结合现代医学,认为非酒精性脂肪肝主要是由于过食肥甘厚腻食物,食而不运,脂膏留积于肝,导致肝脏功能失调、疏泄不利,从而引起一系列的病症;气血湿痰瘀滞肝经乃主要病机特点;病位主要在肝,涉及脾胃。

学生:老师,上面谈到非酒精性脂肪肝主要在肝,涉及脾胃,能请您具体谈一下吗?

老师:好的。非酒精性脂肪肝病位在肝,病机关键在脾。在临证时多以辨病与辨证相结合为原则,应特别强调"脾胃为后天之本,气血生化之源"和"四季脾旺不受邪"的理论,脾的生理功能在于运,胃的生理功能在于降。脾胃同居中焦,经脉相互表里,脾主升清,胃主降浊,具有消化食物、输运营养、代谢水液等功能。《素问·灵兰秘典论》说"脾胃者,仓廪之官,五味出焉",《素问·经脉别论》说"食气入胃,散精于肝,淫气于筋。食气入胃,浊气归心,淫精于脉,脉气流经,经气归于肺,肺朝百脉,输精于皮毛……饮入于胃,游溢精气,上输于脾,脾气散精,上归于肺,通调水道,下输膀胱,水精四布,五经并行……"由之阐述了水谷精微在全身输布的过程及脾胃与脏腑之间的关系。机体营、卫、气、血、津液等化生是一个复杂的过程,涉及五脏六腑、先天后天诸方面因素,却均依赖于脾胃运化水谷精微来完成。若脾胃升降失常,脾失健运,胃失和降,则出现胃脘胀痛、呃逆、腹胀、泄泻等;脏腑经脉失于滋养,则产生心悸、眩晕、体虚感冒、肝肾亏虚等。而脾主运化的另外一个重要组成部分则是运化水湿,即将水谷精微中多余的水分及时转输至肺、肾,通过肺、肾的气化功能化为汗和尿排出体外。若脾的运化水湿功能减退,则产生湿、痰、饮等而致病,如水肿、痰饮、肥胖等。

非酒精性脂肪肝多与饮食不节、久坐少动、精神压力、过度肥胖、过度劳累等因素有关,脾主运化,胃主收纳,"饮食自倍,肠胃乃伤";脾主肉,久坐伤肉;脾在志为思,"思伤脾","劳则气耗";脾主四肢,"人动则血布四肢,人卧则血归于肝"。脾失健运,水反为湿,谷反为滞,水谷之精微化为痰饮,阻滞于肝,气机不畅,气滞血瘀,痰瘀互结而成脂肪肝。因此,健脾是治疗该病之关键,"脾为生痰之源",脾健则痰消,气血通畅,脂肪肝可愈。

学生:老师,本案中所用的是健脾化痰汤加减,此方也是临床上常用方,请您谈谈组方的思路。

老师:好的。脾属虚证,无实证,虚为气虚,甚则阳虚,脾无阴虚而胃有阴虚证,脾之升清运化功能来自脾气、脾阳,若脾不运即是脾虚证,轻则脾气虚,重则脾阳虚;脾虚失运易产生内湿,故水湿停滞,甚者郁而化热亦是由脾虚、脾失健运所致,湿邪停滞局部,造成局部有形之阴邪、实邪,其乃因虚致实,本虚标实。故对于该病的治疗,我认为"脾宜健,胃宜和,肝宜疏"。健脾需补脾运湿,和胃宜降胃消导,疏肝应理气疏肝;临证时应根据病在脾、肝、胃之不同,辨证用药。《脾胃论》说"善治病者,唯在调和脾胃",根据此理论,肝体阴而用阳,气血调畅,木不乘土,脾气健运,以决痰湿之源。在临证时多依此原则组方治疗脂肪肝,收效甚佳。

健脾化痰汤的组成:白术10g、茯苓20g、泽泻18g、玉米须30g、桂枝6g、姜半夏10g、厚朴10g、砂仁8g、广木香6g、炒山楂15g、鸡内金10g、橘红10g、郁金10g、九节菖蒲10g、桃仁10g、丹参15g、莪术10g、甘草3g。

方中白术、茯苓、泽泻、玉米须健脾利湿;桂枝振奋脾阳,并助膀胱之气化以通阳利湿;姜半夏、橘红、厚朴、砂仁、广木香理气燥湿,祛痰导滞;山楂、鸡内金消肉积,化瘀滞;九节菖蒲、郁金豁痰行气;桃仁、丹参、莪术活血化瘀行气。

学生:谢谢老师。

老师:这里还需要说的是,非酒精性脂肪肝是由饮食结构、生活方式改变引起的,多因营养过剩、运动少、大量热量转化为脂肪而形成,这亦与脾主运化和肌肉功能有关。该病病位在肝,病机关键在脾,属痰饮为患。张仲景认为"见肝之病,知肝传脾,当先实脾",脾为生痰之源,所谓"病痰饮者,当以温药和之",故治疗脂肪肝应从脾论治,一者脾主运化水湿,脾健则水湿不能形成痰饮;二者脾健,生化气血以养肝,肝藏血体阴而用阳,木气条达,气血冲和,肝病自愈。在治疗的同时,多嘱患者忌食生冷肥甘之品,注意调理饮食,适当运动。

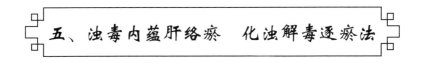

五、浊毒内蕴肝络瘀 化浊解毒逐瘀法

【案例回顾】

张某,男性,31岁,初诊日期2015年10月13日。间断右胁肋胀痛2年余。以间断右胁肋胀痛不适、伴胸脘胀闷、情志抑郁、纳差、偶有腹胀、乏力倦怠、舌苔厚腻、舌边有齿痕、脉弦细为主症。肝胆超声示:中度脂肪肝,余未见异常。辨证分析:浊毒内蕴阻滞经络,不通则痛,故右胁肋胀满

疼痛,浊毒邪气交结不散则大便质稀溏黏腻,蕴结中焦损伤脾胃则纳差不欲食,气血生化不足则乏力倦怠,浊毒阻滞肝络,肝失疏泄则抑郁烦闷,痛呈走窜性质,舌苔腻,边有齿痕,脉弦或弦细。

西医诊断:中度脂肪肝。

中医诊断:胁痛病。辨证为浊毒内蕴兼有肝郁脾虚证。治以化浊解毒,疏肝健脾。予化浊祛脂方合逍遥散加减。

处方:泽泻 10g、山楂 10g、决明子 10g、首乌藤 15g、丹参 10g、绞股蓝10g、姜黄 6g、莞蔚子 5g、当归 15g、芍药 10g、柴胡 12g、青皮 6g、茯苓 12g、白术 15g、香附 10g。

7 剂,嘱其动形体、调情志、节饮食。

复诊:患者乏力倦怠症状明显减轻,诉右胁肋胀痛减轻,原方加三七粉 3g,加强补血活血止痛之功效。随症加减,共服药 2 个月余,复查肝胆超声示:轻度脂肪肝。诸症基本消失。

【师生问答】

学生:老师,本案是从"浊"和"毒"来论治,如何理解这两个致病因素呢?

老师:历代医家对本病的认识不断深入且各有侧重,《素问·痹论》说"饮食自倍,肠胃乃伤",说明该病的发生发展与不科学饮食习惯密切相关;《难经》中记载的"肝之积,名曰肥气"可谓是关于该病最早的记载。《临证指南医案》指出"但湿从内生者,必其人膏粱酒醴过度",认为该病的发生与不健康的饮食习惯致使湿邪内生有关;吴鞠通则认为"肝气之郁,痰瘀阻络",认为本病与肝气郁滞导致气血津液运行不畅,痰瘀阻滞关系密切。近年来中医学中新兴的"浊毒"致病论正逐渐被广大中医学者所认可。

"浊"和"毒"在历代医学书籍中多有散在论述。李佃贵教授最早将"浊"和"毒"并称提出"浊毒理论"。浊毒理论认为:浊毒既是一种对人体脏腑经络及气血阴阳造成严重损害的致病因素,同时也是各种病因所致的脏腑功能紊乱、气血运行失常,机体的代谢产物不能及时正常排出,蕴积体内而化生的病理产物。可见浊毒之邪可导致体内痰、瘀、水、血、气久郁不解,化浊成毒,浊毒之邪,留居体内,变生多病。而体内痰、瘀、水、血、气郁结不散,胶着难分,亦可成浊毒。

"浊毒证"临床常表现为多种多样：面垢晦浊、暗滞，皮肤油腻，少光泽，或咽部红肿，咳吐黏稠之涎沫，脘闷胁胀，积聚癥瘕，汗黄染衣或垢浊有味；或大便黏腻不爽、臭秽，小便色黄或浓茶色，舌苔以黄腻苔多见，脉象则以滑、数脉多见。病程短、浊毒盛者，可见弦滑或弦滑数脉。病程长、久病成虚者可见细滑脉、沉细滑脉。

临证时符合"浊毒"致病的共同特点有三：

第一，黏滞难解，易阻遏气机。

第二，入血入络易伤气阴。

第三，气血失调易瘀易积，即可辨证为浊毒之证。

"浊为湿之甚，毒为热之极"，可见浊毒之邪与湿热、热毒、湿瘀等有形实邪"类同而意异"，有性质混杂且势强、缠绵黏腻之特点。

学生：老师，基于"浊""毒"理论，有化浊祛脂汤，该方经临床运用效果显著，请您谈谈组方含义。

老师：本病以"化浊祛脂方"并随症加减治疗临床常能收效。

化浊祛脂方的药物组成：柴胡、白芍、香附、川芎、炒枳实、泽泻、山楂、决明子、首乌藤、丹参、绞股蓝、姜黄、茺蔚子、苍术、厚朴、白术、生姜、陈皮、甘草、桂枝。

方中丹参、桂枝通络活血化瘀，与泽泻共用泄热利水，直指高脂血症基本病理特点即湿、热、瘀变生之浊毒，共为君药；柴胡、绞股蓝、姜黄疏利肝胆，清化湿热，协助君药降解脂肪，共为臣药；香附、川芎、炒枳实、厚朴、陈皮行气兼有祛湿泄浊之功，苍术、白术健脾祛湿泄浊，生山楂、首乌藤入肝经，起活血化瘀降脂之效，均为佐药；决明子、茺蔚子清肝，为使药。诸药合用使气血行、湿热清、浊毒化，从而达到祛脂护肝之效果。

学生：浊毒理论较新颖，请老师指点一下。

老师：浊毒理论认为"浊毒"既是一种对人体脏腑经络及气血阴阳均能造成严重损害的致病因素，同时也是指多种原因导致脏腑功能紊乱、气血运行失常，机体内产生的代谢产物不能及时正常排出蕴积体内而化生的病理产物。

非酒精性脂肪肝为临床常见病，给患者的身体及心理造成了很大的影响。根据化浊解毒、活络逐瘀的原则组成化浊祛脂方，是利用浊毒理论的具体体现。通过临床观察证实,该疗法确实对治疗非酒精性脂肪肝疗效显著,肯定了化浊祛脂方的临床应用价值。浊毒理论是中医学一个特殊的组成部分,是研究与浊毒相关疾病发生、发展、辨证论治规律的应用体系,浊毒致病已成为现代中医病因学的基础理论,为临床上许多重大疑难疾病的治疗提供和开辟了新的重要途径。

第三节　酒精性脂肪肝

酒精性脂肪肝是因长期、过度饮酒导致肝脏发生脂质蓄积、肝细胞发生脂变的损害。酒精性脂肪肝与酒精性肝炎、酒精性肝硬化共同作为酒精性肝病的三种表现形式。这三种形式可单独或混合存在。酒精性脂肪肝常无明显症状,可有消化不良、上腹隐痛、肝大、质软,偶见轻度黄疸,戒酒3~6周后多见逆转,如不戒酒则可加重发展成酒精性肝炎和酒精性肝硬化。与其他类型脂肪肝相比,酒精性脂肪肝发生肝纤维化和肝硬化的进程相对较快,发生率相对较高。中医学虽无酒精性脂肪肝之称,但根据其病因、病理及临床特征,可将其归属于"酒疸""酒癖""胁痛""积聚"等证之中。

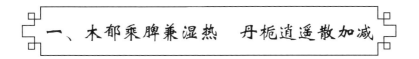

一、木郁乘脾兼湿热　丹栀逍遥散加减

【案例回顾】

刘某,男性,50岁。患者以"右胁不适8个月余"为主诉,伴乏力、纳差,反酸,夜间胃灼热,舌质暗红,边有齿痕,苔薄黄,舌面干燥,脉沉缓,前来就诊。既往无病毒性肝炎、自身免疫性肝炎病史,有饮酒史。平素嗜食肥甘厚味,体肥胖。肝功能示 ALT 75U/L,AST 35U/L,GGT 58U/L,血脂:胆固醇 5.59mmol/L,甘油三酯 5.7mmol/L。CT 示:重度脂肪肝。

西医诊断:酒精性脂肪肝。

中医辨证:肝郁脾虚,兼有湿热。治以疏肝健脾,清热利湿。

处方:牡丹皮 15g、炒焦栀子 10g、炒当归 15g、炒白芍 15g、醋柴胡 6g、茯苓 15g、党参 15g、生白术 15g、薄荷 10g、赤芍 15g、泽泻 15g、荷叶 15g、丹参 15g、乌贼骨 30g、玉竹 15g、石斛 12g,决明子 10g、黄连 3g、元胡 15g、川楝子 10g。

每日 1 剂,水煎分 2 次服。服上药 6 剂后症状明显减轻,此后在上方基础上随症加减,连服 6 个月,诸症消失,复查肝功、血脂均正常,CT 示:肝胆脾胰未见明显异常。嘱其戒酒,低脂饮食,适量运动,定期检查,随访半年各项检查均正常。

【师生问答】

学生:老师,酒精性脂肪肝必须存在大量及长期饮酒史,我看报道本病的发病率是逐渐升高的。

老师:是的。酒精性脂肪肝是因长期、过度饮酒导致肝脏发生脂质蓄积、肝细胞发生脂变的损害。酒精性脂肪肝与酒精性肝炎、酒精性肝硬化共同作为酒精性肝病的三种表现形式。这三种形式可单独或混合存在。酒精性脂肪肝常无明显症状,可有消化不良、上腹隐痛、肝大、质软,偶见轻度黄疸,戒酒 3~6 周后多见逆转,如不戒酒则可加重发展成酒精性肝炎和酒精性肝硬化。与其他类型脂肪肝相比,酒精性脂肪肝发生肝纤维化和肝硬化的进程相对较快,发生率相对较高。随着生活条件的改善,酗酒带来的肝脏损害可能更为普遍,应该引起重视。

学生:老师,酒精性脂肪肝和非酒精性脂肪肝是不一样的,中医怎样认识呢?

老师:在中医学中,虽无酒精性脂肪肝之称,但根据其病因、病理及临床特征,可将其归属于"酒疸""癖""胁痛""积聚"等证之中。《诸病源候论·黄病诸候》谓"黄疸之病,此由酒食过度,水谷相并,积于脾胃","凡诸胆病,皆由饮食过度,醉酒劳伤,脾胃有瘀热所致,其病身面皆发黄,但立名不同耳"。《圣济总录·黄疸门》中记述:"大率多因酒食过度,水谷相并,积于脾胃,复为风湿所搏,热气郁蒸,所以发为黄疸。"《景岳全书·黄疸》谓:"因酒后伤食而得之,曰酒疸。"《景岳全书·传忠录》也指出:"湿证之辨,当辨表里……若嗜好酒浆生冷,以致泄泻、黄疸、肿胀之类,此湿从内生也。"《景岳全书·肿胀》谓:"少年饮酒无节,多成水臌。盖酒为水谷之液,酒入中焦,必求同类,故直走血分。"《诸病源候论》中有"夫酒癖者,因大饮酒后,渴而引饮无度,酒与饮俱不散,停滞于胁肋下,结聚成癖,时时而痛,因即呼为酒癖,其状胁下弦急而痛","人有性嗜酒,饮酒既多,而食谷常少,积之渐瘦,其病遂常思酒,不得酒即吐,多睡不复能食,云是胃中有虫使之然,名为酒瘕也"。书中已有预示:"夫酒性宣通而不停聚,故醉而复醒,随血脉流散故也。今人有荣卫痞涩,痰水停积者,因复饮酒,不至大醉大吐,故酒与痰相搏,不能消散,故令腹满不消。"

学生:老师,中医学对于酒精性脂肪肝的病因病机又是如何认识的呢?

老师:中医学认为酒精性脂肪肝的病因是长期大量饮酒,由此而产生"内湿"。湿是本病的主要病理因素,受累脏腑主要是脾、胃、肝、胆。

酒精性脂肪肝的病因可概括为:过量饮酒之后,湿热毒邪蕴结体内,损伤肝脾,致肝之疏泄与脾之运化功能失职,肝郁脾虚,气血不和,痰浊内生,气血痰湿相互搏结,停于胁下,形成积块(酒癖)。

其病机则可归纳为:脾胃气虚、痰湿内阻、水湿内停、气血不和、气滞血瘀等。其中,酒伤肝脾、聚湿生痰为发病之关键,而素体禀赋不足、脾胃虚弱为发病之本。酒性辛热,且能助湿。中医学认为少量饮酒有益,过量则为害。《本草纲目》说:"少饮则和气血,多饮则杀人倾刻。"过量的酒是一种湿热有毒之邪,如苏敬在《新修本草》中认为"酒,味苦,大热有毒",《本草求真》中也认为"酒性种类极多,然总由水谷之精,熟谷之液,酝酿而成。故其味有甘有辛,有苦有淡,而性皆热……若悠饮不节,则损烁精,动火生痰,发怒助欲,湿热生病,殆不堪言"。

学生:老师,过量饮酒,湿热为患,治疗也是从湿热论治吗?

老师:是的。过量的酒为湿热毒邪。酒精性脂肪肝要比非酒精性脂肪肝更为难治,最主要的原因就是湿热难以清除,湿性黏滞,缠绵难愈,日久郁而化热。因此治疗重在清热利湿。

学生:老师,本案患者辨证属于肝郁脾虚,兼有湿热为患,用的是丹栀逍遥散加减,能否请您谈谈逍遥散及其配伍?

老师:好的。丹栀逍遥散、逍遥散为肝郁血虚、脾失健运之证而设。肝为藏血之脏,性喜条达而主疏泄,体阴用阳。若七情郁结,肝失条达,或阴血暗耗,或生化之源不足,肝体失养,皆可使肝气横逆,胁痛、寒热、头痛、

目眩等症随之而起。"神者,水谷之精气也",神疲食少,是脾虚运化无力
之故。脾虚气弱则统血无权,肝郁血虚则疏泄不利,所以月经不调,乳房
胀痛。此时疏肝解郁,固然是当务之急,而养血柔肝,亦是不可偏废之法。
本方既有柴胡疏肝解郁,使肝气得以条达,为君药;当归甘辛苦温,养血和
血;白芍酸苦微寒,养血敛阴,柔肝缓急,为臣药。白术、茯苓健脾去湿,使
运化有权,气血有源,炙甘草益气补中,缓肝之急,为佐药。用法中加入薄
荷少许,疏散郁遏之气,透达肝经郁热;生姜温胃和中,为使药。本方中当
归、芍药与柴胡同用,补肝体而助肝用,血和则肝和,血充则肝柔。诸药合
用,使肝郁得疏,血虚得养,脾弱得复,气血兼顾,体用并调,肝脾同治。

学生:脂肪肝最主要是不合理的生活习惯所致,因此药物治疗的同时
是否更应该加强对脂肪肝的宣教?

老师:是的。本病应采用多法并用,综合治疗。药物治疗的同时更
应该加强脂肪肝的宣教,嘱患者戒酒,养成良好的生活习惯,调整膳食结
构,坚持以植物性食物为主,动物性食物为辅,能量来源以粮食为主的传
统方案。根据自身情况,坚持参加中等量的锻炼,并持之以恒,避免饭后
即久坐少动。可适当服用消脂茶(山楂 30g、丹参 20g、决明子 10g,加水
1 000ml 代茶饮),可加强脂质代谢。保持心情舒畅。药物治疗同时可以
配合非药物治疗,如针刺中脘、天枢、曲池等,每日 1 次,1 个月为 1 个疗程。

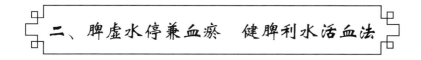

二、脾虚水停兼血瘀 健脾利水活血法

【案例回顾】

患者,男性,50 岁,既往饮酒史 20 年,每日约饮白酒 300ml。近半个月
来自觉腹胀乏力明显,纳食欠佳,夜寐可,小便量少,大便成形,舌质淡偏
暗,苔白腻,脉弦细。查体见面色晦暗,皮肤巩膜轻度黄染,腹部膨隆,肝
区叩击痛弱阳性,移动性浊音阳性。辅检:腹部 B 超示:肝硬化,胆囊壁毛
糙,脾大,腹腔积液。肝功能示:ALT 167U/L,AST 68U/L,TBil 43.5μmol/L,
DBil 23.4μmol/L,GGT 520U/L。

辨证为脾虚水停,兼有瘀血阻滞。治以健脾化湿利水,兼以活血。

处方:当归 12g、杭白芍 30g、炒党参 12g、茯苓 12g、陈皮 6g、虎杖 12g、三棱 12g、炙鳖甲(先煎)12g、桑白皮 12g、泽泻 12g、马鞭草 12g、地龙 6g、枳椇子 12g、山楂 12g。连服 14 剂后,自觉乏力较前缓解,食后时有腹胀,小便量增加,舌苔白腻,脉弦,复查肝功能示:ALT 82U/L,AST 48U/L,TBil 33.5μmol/L,DBil 13.4μmol/L,GGT 320U/L;原方中加厚朴 6g、砂仁(后下)3g、炒薏苡仁 30g,继服 14 剂后,诸症渐消,腹水明显减少。

【师生问答】

学生:老师,一般认为酒精性肝病是因嗜酒引起的,临床上湿热多见,而此案用健脾利水法,为什么呢?

老师:脾胃同居中焦,为水谷之海,气血生化之源,脾主运化,喜燥恶湿。酒为水谷之液,少饮则和血行气,壮神御寒,消愁遣兴,多饮则渗溢经络,浸渍脏腑,内生诸病。正如清代汪昂《本草备要·谷菜部》所说:"过饮则伤神耗血,损胃灼精,动火生痰,发怒助欲,致生湿热诸病……为害无穷。"

由此可见,饮酒过量是酒精性肝病发生的外因,脾胃受损是发病的关键。平素过量饮酒,湿热首先积聚于内,脾运受阻,可出现头身困重、口甜黏腻、痞满、纳呆等湿热内蕴之证;湿热熏蒸肝胆,胆汁不循常道,可有身目小便发黄等酒疸之证;热伤血络,迫血妄行,可见皮下瘀点、瘀斑、牙龈出血,甚则呕血、吐血等血证;脾土受伤,转输之官失职,清浊不分,郁滞隧道,气血运行受阻,可出现面色晦暗、腹胀、舌质紫暗等气滞血瘀之证;脾虚津液运化失常,水湿内停腹中,可见臌胀之证。所以,脾运失健是发病的关键,气滞、湿阻、血瘀是主要病理因素,更需辨证分析。

学生:老师,按照辨证思路,必须注重肝和脾,需要重视健脾来培补中焦,请问您是如何辨治本病的?

老师:根据本病的发病特点,强调戒酒为治疗本病的第一要务。临证时以健脾运脾为要,配以专方专药,注重辨病与辨证相结合。常选取葛根、枳椇子为主药,以葛根升发脾之清气,鼓舞胃气上行,并取其降血脂、保肝、抗氧化、解酒毒作用。以枳椇子解酒毒,止渴除烦,缓急止痛,止呕降逆,祛风镇惊,补中利尿,并取其保护肝细胞和清除氧自由基的作用。

注重辨病辨证相结合,随症加减。对于酒精性脂肪肝患者,应注重调

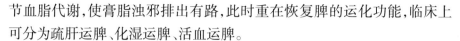

节血脂代谢,使膏脂浊邪排出有路,此时重在恢复脾的运化功能,临床上可分为疏肝运脾、化湿运脾、活血运脾。

1. 疏肝运脾

以柴胡疏肝散为基本方,胁痛明显者,配以延胡索、乌药疏泄肝胆,腹胀者配以苏梗、大腹皮、枳壳调和气机,但应注意慎用少用辛香走窜之品,同时加用芍药、木瓜等酸敛之品,以免疏泄太过耗气伤阴。

2. 化湿运脾

以平胃散为基本方,湿浊明显者配以藿香、佩兰、石菖蒲等醒脾运脾,并注意加用泽泻、茯苓、猪苓、车前子、白茅根等以利小便,使邪出有路;热象明显者可选用茵陈、黄芩、薏苡仁、虎杖、蒲公英、白花蛇舌草等清热利湿。

3. 活血运脾

可选用如桃仁、丹参、当归、山楂、川芎等药物。

对于酒精性肝炎患者,若转氨酶异常,肝脏炎症明显,出现乏力、纳差、呕逆等症状时,可先以八味降酶汤(石见穿、垂盆草、地耳草、蒲公英、升麻、葛根、五味子、乌梅)加减;待转氨酶正常,可从清利湿热、消食除积等方面恢复脾的运化功能。清热利湿可以茵陈蒿汤为基本方,慎用龙胆草、龙葵之苦寒之品,以免败胃伤脾;消食除积可以健脾丸加减。

对于酒精性肝硬化患者,重在养正除积。“肝为刚脏”,治当以柔养,其病机为“瘀血郁肝”和“脾胃怯弱”,故以柔肝健脾,活血消癥为基本治法。临证用药常以加味归芍六君子汤为基本方(当归、杭白芍、炒党参、怀山药、云茯苓、陈皮、丹参、三棱、炙鳖甲)。

随症加减。黄疸明显者,可酌情加用茵陈、金钱草、虎杖、牡蛎、制大黄利湿软坚退黄;腹水明显,若出现乏力纳差、腹胀如鼓、面色虚黄、便溏等脾虚不荣症状者,可减归芍六君子汤中活血药物,或用泽兰、泽泻、益母草、马鞭草等活血兼能利水之品;若出现口干、眼干、面色潮红、腰膝酸软、舌光红等阴虚症状者,可以兰豆枫楮汤(泽兰、路路通、野料豆、楮实子)加减。

学生:谢谢老师。

老师:就本案而言,患者长期饮酒,伤及脾胃,脾运失调,水湿内生,湿阻气机,气滞血瘀。应抓住病机,以党参、茯苓等健脾治其本,桑白皮、泽泻、马鞭草、地龙等利水以治其标,三棱、马鞭草、当归等活血以防变,标本兼顾,效果良好。

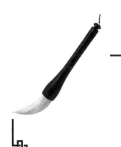

第三章 肝 硬 化

肝硬化是一种常见的慢性肝病,是由一种或多种因长期或反复作用,引起肝脏弥漫性损害。肝硬化早期,中医学将之归属于癥瘕、积聚范畴;肝硬化晚期产生腹水,中医学则将之归属于单腹胀、臌胀范畴,以"腹大如鼓,皮色苍黄,腹部青筋显露"为特征,因腹部胀如鼓而命名。

第一节 肝 硬 化

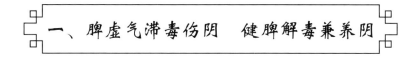

一、脾虚气滞毒伤阴　健脾解毒兼养阴

【案例回顾】

刘某,男性,54岁,患者饮酒10余年。患者因腹部胀满半月就诊。患者于2008年诊断为"酒精性肝硬化伴腹腔积液",症状逐年加重,于2013年8月就诊。症见:面色晦暗,白睛黄染,乏力气短,口干欲饮,肚腹胀大,攻撑作疼,纳呆便秘,牙龈渗血,舌质暗红少苔,脉细数。血浆白蛋白24g/L,总胆红素36μmol/L,血小板60×10⁹/L。B超:腹腔大量积液。

中医诊断:臌胀。

辨证:脾虚气滞、热毒伤阴证。治法以益气健脾、行气活血、解毒养阴法。

处方:黄芪30g、党参30g、女贞子30g、牡丹皮15g、柴胡10g、佛手

10g、郁金 15g、白芍 30g、丹参 30g、仙鹤草 30g、白术 15g、茯苓 15g、焦栀子 10g、茵陈 10g、田基黄 20g、垂盆草 20g、甘草 6g。

上方加减服用半年,患者腹胀基本消除,精神好转。血浆白蛋白 30g/L,总胆红素 23μmol/L,血小板 80×10⁹/L。B 超:腹腔少量积液。继服 1 年,精神、面色转佳,腹胀、黄疸消失,纳食正常。血浆白蛋白 37g/L,总胆红素 16μmol/L,血小板 105×10⁹/L。B 超提示腹水消失。

【师生问答】

学生:老师,酒精性肝硬化在临床上很常见,是不是和非酒精性肝硬化病因病机一样? 您是如何认识的?

老师:酒精性肝硬化是由于长期大量饮酒所致的肝硬化,浆膜腔积液是酒精性肝硬化的主要并发症,其中腹水最常见。其形成因素较复杂,主要系肝硬化门静脉高压致高动力循环使动脉有效血容量下降,随后激活了某些神经体液因素和肾内因素,造成功能性肾脏异常和水钠潴留,引起浆膜腔积液。是酒精肝的终末阶段。病情发展到大量浆膜腔积液阶段,中医、西医治疗均较棘手,预后凶险。

酒精性肝硬化浆膜腔积液,按中医常规方法辨证论治疗效并不理想。究其原因还是过去对本病病机认识有偏差。本病"病位在肝,而病变在脾"。何以言之? 这与肝、脾两脏各自的生理功能和相互关系密切相关。肝主疏泄,能调畅气机,辅助脾升胃降。肝又主藏血,能贮藏血液和调节全身血量合理分布,有防止血溢(渗)脉外的功能。若肝失疏泄或肝藏血失职,则气逆血乱,血液分布或运行失常,血不安其位而渗于脉外化为水饮。脾主运化,主司运化水谷和运化水液,主升清和统血。如肝失疏泄,可克脾伐土,中焦受纳、运化、升清失职;同时此类患者酒醴入口,首害脾胃,日久脾伤而运化、升清失职,均可使气血化生泛源,气虚血弱,固摄无力,脾失统血,血液渗漏于脉外化为水饮。故肝、脾两脏对酒精性肝硬化浆膜腔积液的生成与转归负有主要责任。肝木的疏泄功能失调,极易横逆克犯脾土,导致脾胃功能失常,见胸胁、胃脘胀疼,以及易怒、郁闷、吞酸食少、大便失调等症状。脾土的壅滞和中焦升降逆乱,也易影响肝木的疏泄功能,见黄疸、脘腹痞闷、呕恶厌食、便溏尿黄等症状。所以,肝与脾病理上相互影响,常一脏受邪,两脏同病。故《金匮要略》有"见肝之病,知肝传脾"之论。

因此,对酒精性肝硬化浆膜腔积液的治疗,必须究之肝脾,以培土达木,疏肝健脾,气血同调,斡旋中州,恢复升降为基本。遵仲景"见肝之病,知肝传脾,当先实脾"之说。故在临床上最常用柴芍六君汤、四逆散补气健脾,行气解郁,调和肝脾,益气和营作为基础方药。

学生:老师,本案中用行气活血之法,有何依据? 如何理解呢?

老师:气是构成人体和维持人体生命活动最基本的物质。人体的气来源于水谷精微,依赖于脾的运化。气的生成旺盛,流行于全身各脏腑、经络、组织,推动和激发各种生理活动。气能生血,血能化津,津能补血。如脾受伤,运化无力,气虚无力推动和激发,则脉络血瘀不行,血不能生津反渗于脉外化为水饮。同时,气的升降出入,又依赖于肝的疏泄,如肝郁不疏,气机紊乱,气滞不行,血循无序,瘀于脉络,也可外渗而为水饮。因此浆膜腔积水的生成,与人体气、血的病理生理息息相关。气虚、气滞均能导致血脉瘀滞,血液淤积则外渗为水饮,即《血证论》所述"血不利则为水"。水得瘀而愈聚,瘀得水而愈痼,形成"痰饮"病、"臌胀"病。气虚、气滞、血瘀、水饮是浆膜腔积液形成、发展的病理环节。

因此,治本病与中医传统水肿病从肺、脾、肾论治有别,在健脾补气、疏肝行气基础上重视行血化瘀,调和气血,临床实践效果较好。常在处方中使用黄芪、党参、柴胡、枳壳、小茴香、乌药、丹参、郁金以气血同治,使气顺血和,不利水而水邪自消。

学生:老师,酒精性肝硬化是嗜酒引起,长期饮酒,损伤肝脏,酒精也是一种致病因素,可以看做毒邪,是不是也可以使用解毒法?

老师:肝硬化浆膜腔积液属中医广义"痰饮"病范畴。而前贤明示:"治痰饮者,当以温药和之"。本病的辨治与经典痰饮病症有别。酒精性肝硬化浆膜腔积液的患者即仲景所言的"酒客",为湿热体质人群。其湿热之生一责之于酒醪之性属湿与热,二责之酒毒损害脾胃,脾失运化,水湿内生,留聚体内,郁久从阳化热,形成湿与热胶着痼结的结局。酒精性肝病,长期过量饮酒,酒毒蓄积为患。毒邪充斥内外表里、肌肤血络、四肢百骸,耗损精、气、神,扰乱魂、魄、意、志,久则气血逆乱,阴阳反作。故治疗本病当求其本,必须重视酒毒湿热的消解分泄。应重视应用清热、解毒、利湿之法。可在基础方上加焦栀子、茵陈、田基黄、垂盆草。对于伴有黄疸,胆红素和转氨酶升高者尤为重要。

学生：老师，本病病程很长，治疗上也应长时间治疗，是不能要求速效，以缓治为佳吗？

老师：是的。现今对于酒精性肝硬化浆膜腔积液的中医治法，多以利水消肿为正法，不乏峻下逐水之治。而本病的成因责之酒毒为害日久，戕害脾胃，肝郁气滞，肝藏血，脾统血功能失职，导致气虚、气滞、蓄毒、瘀血虚实夹杂。积液产生的关键在于脉络血行淤滞和血不安其所，血渗脉外，积于浆膜腔为患。本病的水液可称其为"瘀水"。治本病之"瘀水"，"必先其所因，而伏其所主"，即治水先治血，治血以治水，治血先调气，调气则须调治肝脾两脏。肝脾两脏的病变又以脾虚气弱为本，肝郁气滞为标。本病之血瘀、水停既有因虚（气虚、脾虚）致实的原因，也有因实（气滞、酒毒）致实的因素。对本病的治疗，祛邪不能蛮攻，单一破血，逐水只会徒伤正气；扶正忌用峻补，温补、滋补易动血留邪，犯"虚虚实实"之误。应该健脾补气，疏肝理气，调理肝脾。恢复脾运化、升清、统血和肝疏泄、藏血之职。使气血生化有源，气机升降出入有序，血得脾而统，肝存血能藏，血液、津液、水液生化有序，各安其所。如此则不利水而水肿自消。在临床上所常用的方药如柴芍六君子汤、贞芪扶正汤、四逆散、茵陈蒿汤、丹栀逍遥散等即体现上述主旨。

学生：老师，本例从处方用药看似乎平淡无奇，却能取得较好疗效，请问您是怎样考虑的呢？

老师：基于对本病病因、病机独特的认识，在临证时常用以柴芍六君子汤、四逆散、丹栀逍遥散、贞芪扶正汤等平正中和的处方。治疗大法是益气健脾、疏肝行气、活血解毒、清热利湿。如基本药用黄芪、女贞子、丹参、柴胡、白芍、枳壳、党参、白术、茯苓、佛手、郁金、茵陈、田基黄、垂盆草、甘草。本方以小方合为大复方为特色，以贞芪六君子汤益气健脾渗湿不伤阴为君药组。以四逆散加佛手、枳壳、郁金疏泄肝气，柔肝扶脾，配合茵陈、田基黄、垂盆草清热利湿，清解酒毒共为臣药组。丹参、郁金活血行血，女贞子、白芍养阴柔肝共为佐使药组。本方扶正祛邪，攻补同施。补不恋邪，伐不伤正，肝脾兼顾，气血同调，寒热并施，缓补慢攻。

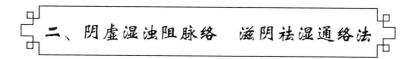

二、阴虚湿浊阻脉络 滋阴祛湿通络法

【案例回顾】

王某,女性,59岁,初诊日期2012年11月28日。患者于2008年被确诊为肝硬化,疑为久服治疗风湿病的药物后导致的药物性肝损伤。肝硬化引发门静脉高压、脾功能亢进,于2009年12月10日行脾切除术。从发病至今,未查出肝炎,肝硬化未见腹水。现病史:患风湿性关节炎30余年,抗链球菌溶血素O、C反应蛋白、类风湿因子值均高;具有糖尿病家族史,并查出血糖值较高;2009年行白内障手术。

诊见:患者面色晦暗,自诉手指、膝关节疼痛,畏寒肢冷;入睡困难;饮食、二便无异常;脾气急躁,较难以控制;其余无异常感觉。地图舌,外周舌苔严重剥落,存留的舌苔浊腻微黄,舌红有裂纹,脉沉弦略数。实验室检查:空腹血糖6.7~6.8mmol/L,餐后2小时血糖10~11mmol/L。2012年7月腹部彩超示:肝脏左叶增大,右叶尚可,被膜凹凸不平,实质回声增粗,管状结构显示迂曲,腹腔未见积液。超声提示为脾切除术后肝硬化。

本案为积聚,患者乃阴虚之体,湿浊气阻,血瘀痰凝,久病入络,终成顽疾。故而以滋阴、祛湿、通络为基本治疗大法进行处方,针对肝硬化辅以活血行气、软坚散结,针对关节疼痛祛风湿、强筋骨,随症加减。

处方:生地黄15g、山药20g、山茱萸12g、酒白芍15g、牡丹皮10g、泽泻12g、茯神15g、扁豆15g、砂仁(后下)6g、鸡血藤15g、土鳖虫12g、络石藤15g、夜交藤15g。

14剂,每日1剂,水煎,分早、中、晚口服。

二诊:服药后关节疼痛减轻,睡眠好转;大便每天达7~8次,患者并无不舒适感觉,认定此为排出湿浊之邪的有效用药反应,嘱患者不必惊慌。处方易泽泻为秦艽15g,进一步加强祛风湿止痹痛之力;易夜交藤为生牡蛎40g,滋阴潜阳安神、软坚散结;生姜皮加10g,以平和药性。14剂,水煎,如法继服。截至六诊,患者空腹血糖为5~7mmol/L,餐后2小时血糖7~9mmol/L。

【师生问答】

学生：老师，本案患者是药物引起的肝硬化，与其他类型的肝硬化不一样，辨证治疗从何入手？

老师：从本案患者的四诊来看，三病夹杂，症状表现不太突出。我认为，患者舌象为地图舌、舌苔剥落、浊腻微黄、舌红、有裂纹，此典型的舌象可以作为诊断疾病病机的突破口。气分有湿浊郁热，熏蒸于舌面，故而苔现浊腻微黄、舌红有裂纹、剥落苔，可见其营血分有热邪和阴伤并存。故患者的病位为气分与营血分并病，且阴伤较重。结合患者的四诊，气分之湿浊阻滞、流注于关节，久则气血运行不畅，血滞为瘀，津凝为痰，痰瘀痹阻，发为痹证。久病入于络，络脉郁滞，不通则痛；阴虚滞络，不荣则痛。患者乃阴虚之体，夹有湿浊，亦为消渴之病机。久病入络，眼底络脉慢性阻塞不通，则发为白内障。营血分热邪、阴伤虚热，上冲扰动心神，导致入睡困难。又患者长期急躁易怒，依据舌象和症状，应是肝肾阴虚，肝阳失制所致。

患者有肝脏之积聚，其病机与风湿性关节炎和糖尿病应有相关之处。湿浊可流注、阻于关节，亦可阻滞于肝脏，湿阻气机，气血运行不畅，血滞为瘀，津凝为痰，痰瘀互结；叶天士说"久病入络"，痰瘀浊邪既可阻滞眼部，发为白内障，又可病久入于肝络，络脉瘀阻，络息成积，乃成肝之积聚。又阴伤不能荣养，阴虚滞络，络脉瘀阻，息而成积，同为肝之积聚之成因。患者服用治疗风湿病药物30余年，未被肝脏分解的残留药物成为浊邪，留滞于肝脏，亦可能为肝之积聚之重要成因。而本患者为阴虚之体，湿浊气阻，血瘀痰凝，久病入络，终成顽疾。故而以滋阴、祛湿、通络为基本治法处方用药，针对肝硬化辅以活血行气、软坚散结，关节疼痛祛风湿、强筋骨，随症加减。

学生：老师，结合本案，请您谈谈临床上治疗肝硬化应如何抓住本病的发病原因和核心病机？

老师：从本案的治疗来看，最初的着力点是希望对患者进行一个整体调节，改善总体症状，并非全然只关注肝硬化一病，处方主要以滋阴、祛湿、通络为主，治疗肝硬化的常规思路指导下的行气活血、软坚散结药物并不多，却能收到效果。因为，此肝硬化患者为阴虚湿浊之体，此为发病之基础。而无论阴伤或湿浊，终至气血不畅，痰瘀互结，络脉瘀阻，络息成积，发为肝之积聚。阴伤、湿浊、络脉不通均是其核心病机，遂以滋阴、利湿、通络为治法，行气活血、软坚散结之法仅作辅助之用。而无论是风湿性关节炎、糖尿病及其并发症白内障，其病机也都不外乎湿浊、阴伤、络阻。三病不过是相同病机在不同部位的表现，故经过同一个处方的治疗后，异病同治，三病皆得治验，不仅肝硬化影像学显示逆转，风湿性关节炎和糖尿病的症状、指标亦皆得到理想的控制。所以，治疗肝硬化的关键当是抓住患者的发病基础和核心病机，而不是拘泥于某种固定成法。

学生：老师，治疗肝硬化是否需要考虑络病层次和通络之法呢？

老师：治疗肝硬化的医家大多会考虑到本病正虚邪实的特征，考虑补益肝脾肾、活血、化瘀、利湿及软坚散结等治法的运用，然考虑络病层次的病变和通络法的运用则并非所有医家所能认识，认为通络之法，在肝硬化治疗中必不可少的医家就更少了。吴鞠通认为"肝主血，络亦主血……肝郁久则血瘀，瘀者必通络"，提出"治肝必治络"的主张。肝硬化的主要特征是肝纤维化和肝内结节的形成。现代医学基础研究发现，炎症、纤维化与中医辨证分型相关，揭示了炎症、纤维化严重者多属于瘀血阻络的络病之特点。医家吴以岭教授指出，肝硬化（积聚）本病之根本乃肝之络脉为病，总以通络为要。本病案中，应基于肝硬化络脉层次的病机考虑，注重通络法的运用，活血化瘀通络、搜剔化瘀通络、祛风通络等多元通络药物共同用之，加强处方的通络力度。本案起效不能不说与通络法的运用密切相关。这也对我们有所启发，通络法的应用在治疗肝硬化中的重要性值得探索。

学生：老师，请问在临床中如何做到重视舌诊在肝硬化病机诊断和治疗中的应用？

老师：应该说本案患者初诊并无明显的阴伤及湿浊阻滞的典型症状，此时若离开舌诊，辨证确有无从着手。而患者的舌象恰恰具有典型的特征，这为做出准确的病机诊断指明了方向。透过舌诊理论，可知患者既有营血分的阴伤、血热，又有气分的湿浊，这是一切发病的基础。也为后来切中病机的遣方用药打下了基础。因此，舌诊在肝硬化的中医诊断和治疗中的重要性不言而喻，理应引起临床医家的重视。

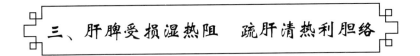

三、肝脾受损湿热阻　疏肝清热利胆络

【案例回顾】

张某,男性,53岁,初诊日期2009年3月12日。主诉:身目俱黄伴乏力1年。病史:2008年3月出现黄疸,诊断为原发性胆汁性肝硬化。查腹部CT示肝硬化,脾大,胰腺多发小囊肿。服用优思弗等效果不显。2009年2月查肝功能,ALT 52U/L,AST 60U/L,TBil 86.6μmol/L,DBil 51.7μmol/L,ALP 173U/L,GT 243U/L,AMA 1:320,M2(+)。诊见:目黄、身黄、小便黄,乏力明显,胁肋偶有隐痛,纳食一般,无舌干口苦,无皮肤瘙痒,无恶心呕吐,二便正常,苔薄微黄,舌质淡略紫,脉细弦。

西医诊断:原发性胆汁性肝硬化。

中医诊断:黄疸。

辨证:肝脾受损,湿阻瘀滞,胆络失畅。

治法:疏肝健脾,清热利湿,利胆和络。

处方:茵陈30g、赤芍12g、郁金10g、金钱草30g、炒柴胡6g、黄芩15g、枳壳10g、焦栀子10g、片姜黄10g、制大黄5g、车前草30g、连翘15g、甘草5g。

2周后复诊:黄疸如前,乏力略有好转,大便1~2次/d,苔薄微黄,舌淡,脉细弦。原方制大黄改为6g,加黄柏10g。以后以原方略有加减。服药3个月后,尿黄好转,乏力不明显,大便通畅,无其他不适。苔薄微黄,舌淡,脉细弦,复查生化指标,ALT 47U/L,AST 52U/L,TBil 53.6μmol/L,DBil 26.5μmol/L,ALP 128U/L,GGT 216U/L。

【师生问答】

学生:老师,原发性胆汁性肝硬化多会出现明显的胆汁淤积,与病毒性肝炎引起的肝硬化的临床表现不一样,因而致病病机可能也各异,您认为本案的病机关键是什么?

老师:根据原发性胆汁性肝硬化的临床表现,本病归属于中医学"黄疸""胁痛""臌胀"等范畴。其病机关键为肝脾受损,湿阻瘀滞,胆络失畅。

《金匮要略·黄疸病脉证并治》说"谷气不消,胃中苦浊,浊气下流,小便不通……身体尽黄,名曰谷疸","黄家所得,从湿得之"。《诸病源候论·心腹痛病诸候》言:"胸胁痛者,由胆与肝及肾之支脉虚,为寒所乘故也……此三经之支脉并循行于胸胁,邪气乘于胸胁,故伤其经脉。邪气之与正气交击,故令胸胁相引而急痛也。"患者常因饮食不节、劳累、外感湿热等多种原因发病,病情迁延导致气血阴阳亏损,正气虚弱,湿热之邪壅滞于肝胆,肝失其条达之性,肝气郁滞,疏泄不利,胆络失畅,胆汁排泄异常,故原发性胆汁性肝硬化临床可见胁痛、黄疸、皮肤瘙痒、恶心呕吐之症。湿热之邪壅阻中焦,则脾胃运化不健,胃失和降,阻碍气机,故原发性胆汁性肝硬化临床可见乏力、腹胀、纳差等。湿性黏滞,最易留恋,病情迁延,缠绵难愈。湿热内阻最易使气血运行失畅,又可形成瘀血停滞。本病常见有黄疸,病初多为阳黄,病久则气血阴阳亏虚,肝脾受损,湿阻瘀滞,因此病理性质应为邪实正虚。大多患者既有阴黄疸色晦暗,气血亏虚的特点,又有湿热留恋不去,烦热、口苦、苔黄腻等表现,呈现阴黄、阳黄相互兼夹的特点。

学生:老师,那原发性胆汁性肝硬化应如何诊断?

老师:原发性胆汁性肝硬化主要发生于中年妇女,是一种原因不明、进行性的、由免疫损害而致的慢性胆汁淤积、肝纤维化,累及多系统多器官的自身免疫性疾病,最后导致肝硬化。临床表现复杂多样,常易误诊或漏诊。病因可能与以下因素有关:①免疫因素;②病毒感染;③中毒因素;④内分泌紊乱。

此外,文献上曾有本病伴发慢性非特异性溃疡性结肠炎的报道,其发病机制不明,但提示两者可能有共同的发病免疫基础。中医学中本病多包括在黄疸病、积聚和臌胀病中。如《灵枢·水胀》中记载:"腹胀身皆大,大与肤胀等也,色苍黄,腹筋起,此其候也。"《诸病源候论·水肿病诸候》载:"水症者……其病腹内有结块坚强,在两胁间,膨膨胀满,遍身肿,所以谓之水症。"本病的预后不良。

学生:老师,本病的主要病机不同于其他类型的肝硬化,治疗大法也不一,请问老师本病中医的治疗原则是什么?

老师:原发性胆汁性肝硬化病位在肝胆,与脾胃关系密切。胆者,居六腑之首，又隶属于奇恒之腑。《灵枢·本输》称"胆者，中精之腑"，内藏清净之液，即胆汁。胆汁的生化和排泄，由肝的疏泄功能控制和调节。肝主疏泄，喜条达，恶抑郁，湿、热、郁、瘀等各种病理因素留于肝脏，影响肝的疏泄功能，导致胆汁排泄不畅，胆汁不循常道，溢于肌肤发为黄疸。肝木与脾土生理上的相克关系，决定了肝病最易传脾。此外，肝病伐脾，则脾失健运，生湿化热，又可致湿热更甚，壅塞肝胆，疏泄不利，又可加重黄疸。肝失疏泄，脾失健运，日久正气不足，又可累及肾。在正虚为主的基础上，湿、热、郁、瘀互相胶结，或湿热蕴结，或瘀热互结，或肝郁化火，或湿阻气滞血瘀，诸邪夹杂，故疾病病深难已。治疗时应注意各种病理因素兼夹的情况，使热清，湿化，郁解，瘀消，从而使机体恢复正常生理功能，处处不忘利胆和络之则。六腑以通为用，攻下通腑为通，疏利祛邪、扶正和络亦为通，临证时根据病理因素的不同，使邪祛正安，胆腑恢复通畅。

学生：老师，根据您讲的治疗原则，本病如何治疗呢？

老师：以辨证论治为基础，应从疏、清、化、运、补五法着手。临证时需注意"辛散理用、酸敛治体、甘缓理虚"肝病三法来运用，常以茵芍二金汤为基本方随症辨证加减施治。方中茵陈苦泄下降，性寒清热，善清脾胃肝胆湿热，使之从小便而出；赤芍苦寒入肝经血分，有活血散瘀止痛之功；郁金性寒入肝胆经，能清利肝胆湿热；金钱草入肝、胆、肾、膀胱经，能清肝胆之火，又能除下焦湿热，有清热利胆退黄之效。

临证时具体体现在"疏、清、化、运、补"五种具体方法的运用。疏，即疏肝解郁；清，即清化湿热，泄热通腑；化，即化瘀活血，软坚通透；运，即健脾助运；补，即健脾温阳，滋养肝肾。若肝郁气滞明显，加柴胡、香附、枳壳等以疏肝解郁，理气运脾，利胆和络；若热毒伤肝，加垂盆草、鸡骨草、焦栀子、黄柏、黄芩、龙胆草等以清热解毒，保肝降酶，利胆和络，使用剂量往往大于常规剂量（大于20g)，以求邪之速去；湿重苔腻，加苍术、砂仁、泽泻、厚朴等以行气运脾化湿，利胆和络；若疸色暗黑，肝郁血滞，加丹参、片姜黄、三七、当归、莪术化瘀活血，利胆和络；若肝脾肾三脏皆亏虚，病程较长者，加女贞子、枸杞子、白术、麦冬、白芍、鳖甲等以柔肝健脾益肾，利胆和络；面色晦暗，畏寒舌淡之阴黄，加白术、干姜、制附片等，以健脾温阳，利胆和络；对于日久湿邪难以退去者，可在清热利湿药中加入温药（如干姜、肉桂等），既有利于退黄，又可以防止寒凉药太过。以上兼症临证时选取

2~3味随症加减,最终使肝之疏泄、脾之健运之职恢复正常,胆络通畅,以期达到机体的阴阳平衡。而患者的目黄、身黄、小便黄,乏力,苔薄微黄,舌质淡,脉细弦,辨证当属肝脾受损,湿阻瘀滞,胆络失畅,采用茵芍二金汤作为基本方加减。患者胁肋偶有隐痛,舌质淡略紫,乃湿热瘀滞所致,加用柴胡、黄芩、枳壳、焦栀子、连翘、片姜黄、车前草等清热利湿,活血化瘀。从本案患者谷丙谷草转氨酶升高不明显,而胆红素及碱性磷酸酶等胆道酶升高明显,在使用中药时应重用赤芍、郁金、姜黄等利胆活血化瘀药,胆红素及胆道酶下降效果明显。又在原西药治疗基础上配合中药服用3个月之后,临床症状和实验室指标有所下降,服用中药半年后,患者的临床症状和一些酶指标均在逐渐下降,体现了中医治疗的优势,目前患者仍在继续治疗中。

学生:老师,营养和药物对于疾病的治疗都很重要,本病应如何进行药膳与饮食调理呢?

老师:由于肝脏已受不同程度的损伤,所以日常饮食需要特别注意。但是,患者往往对此没有明确的概念,这就需要对其进行健康教育。比如,肝脏受到损伤后,其合成和分解肝糖原的功能会大大减低,因此患者要减少碳水化合物的摄入以降低肝脏负担;已经发展到晚期肝硬化的患者,饮食要清淡、质软而富含营养。

由于肝硬化患者各种病理变化会导致其容易并发上消化道出血,所以绝对禁忌进食不易消化甚至质硬的食物,如较硬的煎炸食物、粗粮、鱼刺、骨头等。另外,生冷、辛辣、黏滑等食物也都是禁忌。同时由于肝脏合成白蛋白的功能下降,所以要多摄入优质蛋白,如瘦肉、奶制品、蛋类等。

对于男性患者,要格外注意叮嘱其忌酒以减轻酒精对肝脏的损害。许多中药和食物都有药食两用的功效,如大枣、黑豆、红豆、绿豆、佛手、丝瓜等。善于运用食物(药食两用)性味属性及归经,合理搭配饮食对于调和五脏、调节气机作用明显,是自身免疫性肝病治疗系统中至关重要的一个方面。

很多中药本身就有着保肝、养肝、护肝、软肝、疏肝的作用;并且中医认为"见肝之病,知肝传脾,当先实脾",所以健脾强胃亦是十分必要;根据"肝肾同源"理论,久病容易伤及肾精,导致"肾精亏虚",嘱其日常多食用补肾食物也是非常重要的。

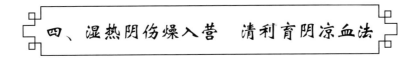

四、湿热阴伤燥入营 清利育阴凉血法

【案例回顾】

范某,男性,46岁。初诊日期2014年4月19日。患者乙肝后肝硬化,脾功能亢进,血小板减少史数年。2个月前复查肝功能:ALT 165U/L,AST 86U/L,A/G 1.1,GGT 76U/L。近期牙衄甚,纳欠香,尿略黄,苔薄白,脉细。

辨证属阴伤湿热,化燥入营,上干胃络。

治法:育阴清利,凉血止血。

处方:茵陈10g、黑料豆10g、楮实子10g、路路通5g、茜草炭10g、海金沙(包煎)10g、牛膝10g、泽兰10g、泽泻10g、夏枯草10g、白茅根15g、炒牡丹皮5g、蒲黄炭10g。21剂。

二诊:患者牙衄已少,谷纳一般,多口涎,口中味大,苔薄白,脉细。证属肝胃蕴热。治宜清胃泄热,佐以养阴化瘀止血。

处方:茵陈10g、南沙参10g、北沙参10g、知母5g、竹叶10g、生石膏(先煎)15g、山药10g、生甘草3g、白茅根15g、茜草炭10g、黑豆衣10g、佩兰10g。14剂。

三诊:患者服药后口涎略少,纳可,时牙衄,左肩凝痛,苔薄腻,脉细。予上方加路路通5g、秦艽5g。14剂。

四诊:患者最近便略溏,纳欠香,左肩痛已轻,双手感麻,牙衄少,苔薄腻,脉弦。证属肝旺脾虚,风痰入络。治宜运脾调肝,搜风通络。

处方:明天麻6g、制苍术5g、生薏苡仁12g、白蒺藜10g、陈皮5g、炙全蝎3g、海金沙(包煎)10g、茜草炭10g、炙甘草2g、焦山楂10g、焦神曲10g、秦艽5g。14剂。

【师生问答】

学生:老师,请您结合本病谈谈中医是如何认识肝的生理、病理特点的?

老师:肝的生理、病理特点在概述章节已介绍,这里提示一下,肝的生理功能具有"体阴而用阳"的特点:中医认为,肝的主要功能可概括为"肝藏血"和"主疏泄"。肝藏血是指肝脏具有贮藏血液、调节血量和防止出血的功能。其生理意义体现为涵养肝气、调节血量、濡养肝及筋目、为精血之源及防止出血等。肝主疏泄，是指肝具有疏通、畅达全身气机，进而促进精血津液的运行输布、脾胃之气的升降、胆汁的分泌排泄以及情志的舒畅等作用。肝气疏泄、调畅气机的作用体现为促进血液与津液的运行输布、脾胃的运化功能和胆汁分泌排泄、男子的排精与女子的排卵行经及调畅情志。

肝藏血和主疏泄之间存在着密切的关系，两者相辅相成、相互为用。肝藏血，血能养肝，肝体柔和，肝阳不亢，疏泄才能正常；反之，肝主疏泄，气机调畅，肝血方可正常地归藏和调节。肝主疏泄，依于肝气，其用属阳，针对的是肝之功能；肝藏血，依于肝血，其体属阴，针对的是肝脏本体。

根据肝功能的特点，古人将其概括为"体阴而用阳"。如《临证指南医案·肝风》提出肝"体阴而用阳"之说。肝体喜润、喜柔，以阴为生，而其用则喜温、喜达、喜疏，以阳为用。肝体阴为肝用阳之物质基础，而肝用阳则是肝体阴的功能体现。实质上，"肝体阴而用阳"是以阴阳学说为理论基础，以整体观念为主导，在藏象学说指导下归纳出来的生理特点，它是对肝本体与肝功能之间关系的概括。

肝的病理机制具有"体用相互影响"的特点：肝藏血和主疏泄不仅在生理上相辅相成、相互为用，而且在病理上也相互影响。若肝的疏泄功能减退，肝气郁滞，进一步可导致血瘀；气郁化火，迫血妄行，或肝气上逆，血随气逆，可导致出血；若阴血不足，失其柔和凉润之能，可导致肝阳升发太过，甚或导致阳亢风动；肝血亏虚，失其濡养之能，可导致筋目失养等。可以将肝的病理特点归纳为两句话：肝体阴极易虚损而不易亢盛，肝用阳极易亢盛而不易虚损。《医学衷中参西录》中提到："肝恶燥喜润。燥则肝体板硬，而肝火肝气即妄动；润则肝体柔和，而肝火肝气长宁静。"因此，肝为刚脏，体阴用阳，以藏血为体，以疏泄为用。两者虽密切相关，然有标本之分，血为本，气为标，所以治疗肝病时，常顾及肝阴血之本。

学生：老师，本案是肝硬化引起的血证，中医内科学也讲了有关血证方面的专题，请问本病引起的血证和中医内科学中讲的血证有何异同呢？

老师：中医关于肝脏与血的关系，早在《黄帝内经》就多次指出"肝藏血"，在《素问·五脏生成》中指出"人卧血归于肝"，对此，王冰解释为"人动则血运于诸经，人静则血归于肝"；《丹溪心法》说"吐衄崩漏，肝家不能收摄荣气，使诸血失道妄行"。这些都说明了肝脏是调节整个外周循环血量的血库，具有储藏血液、调节血量、收摄血液、防止出血的功能。肝藏血，血藏于肝而应静，又因肝主疏泄，与血气运行密切相关而应动，因此肝之体用关系若出现动静失常则易导致血证的出现，如张景岳在《类经》中指出"怒气伤肝，动肝火，则火载血上，动肝气则气逆血奔，所以皆能呕血"，说明了肝木横肆、肝生太过或肝虚藏血无权而动血。

出血，是肝硬化晚期患者的常见症状之一，临床通常表现为呕血、黑便、鼻衄、齿衄、皮下瘀斑等。如《诸病源候论·黄病诸候》说："黑疸之状，苦小腹满，身体尽黄，额上反黑，足下热，大便黑是也。"《圣济总录》描述臌胀患者后期出现"血黄……鼻中出血，大小便亦下血"；《经验选秘》记载了血臌患者"周身老黑色"，这种"老黑色"有别于"皮色苍黄"及"皮肤黧黑"，因为"皮内有黑斑点"，已经是出现了皮下出血，皮下可见明显的瘀斑、瘀点，已经发展到了血分的阶段。《医宗金鉴》认为臌胀可并发"吐、衄、泄血"等症状。唐容川《血证论》同样认为："血臌之证，胁满小腹胀，满身上有血丝缕，烦躁漱水，小便赤，大便黑，腹上青筋是也。"这些都是非常典型的臌胀并发出血的症状，与现代医学肝硬化晚期出现上消化道出血致黑便的症状一致。王旭高在《西溪书屋夜话录》做了更为精确的描述："肝火燔灼，游行于三焦，一身上下内外皆能为病，难以枚举。如目红颧赤，痉厥狂躁，淋秘疮疡，善饥烦渴，呕吐不寐，上下血溢皆是。"这些症状所体现的病理变化与现代医学对肝硬化晚期并发弥散性血管内凝血早期即高凝血期的看法是一致的，并且还认识到，若疾病进一步发展就会出现热厥、出血、动风、内闭外脱等严重病变。

学生：老师，中医治疗肝硬化为什么注重肝阴血的补益？

老师：肝硬化多存在肝阴血不足之病机。裘沛然教授等在张介宾"故凡损在形质者，总曰阴虚"理论的基础上，结合长期临床实践，总结出肝硬化的主要病机是阴精亏虚。肝硬化是肝纤维化的结果，而肝纤维化的关键是细胞外基质增加并且降解失衡，其沉积在窦周隙，使肝窦毛细血管化。它不仅在肝细胞周围形成弥漫性滤过屏障，导致肝细胞功能不全，而且还可使肝窦狭窄，增加肝内血流阻力，形成门静脉高压。门静脉高压使得进入肝脏的血流量减少,肝窦毛细血管化导致肝窦狭窄,这些都造成进入肝的血流减少,使肝体积变小,肝血流量减少。也有人基于临床报道肝炎肝硬化典型病例的治疗方药分析,发现代偿期肝硬化和失代偿期肝硬化均采用了滋阴养血、活血化瘀、疏肝健脾之药,由此可以推断出肝硬化存在阴血虚、血瘀、气虚、气滞等病机。

此外,临床实践经验也充分说明肝硬化存在肝阴血的不足,在治疗时需要注重肝之阴血的补益。因此,结合上述有关"肝藏血"的认识,可认为肝硬化的病理改变存在肝阴血的不足。现代药理学证实具有补益肝阴血作用的药物有明显的保肝作用。根据中药学教材补虚药中所列的补血药、补阴药基本包括当归、白芍、枸杞子、女贞子等。现代药理学研究证明这些具有补益肝阴血作用的药物大都具有保肝之效。

学生:老师,请问本案中何为用凉血止血法?

老师:热病导致的出血,尽管以出血为主症,但就其病因来说为热邪。由于热为阳邪,易煎熬血液,使热与血结,导致出血的同时血液黏滞不畅而成瘀;就其治疗用药来说,使用大量凉血止血药的同时,易寒凉冰伏而致瘀。唐宗海在《血证论》中提出:"经隧之中既有瘀血踞住,则新血不能安行无恙,终必妄走而吐衄矣,故以祛瘀为治血要法。"可见若离经之血未能完全排出体外,而留滞于脏腑经脉之间,往往会形成瘀血之证。因此,单纯止血,则不利于消瘀;单予活血,尤恐出血加重。所以止血方剂中配伍活血之品,可以标本兼顾,相反相成,提高止血的效果。尤在治疗因热而致的出血病证时使用的凉血止血剂中,活血化瘀法的应用更为突出。故本案使用凉血止血之法。

第二节　肝硬化腹水

肝硬化腹水是由慢性肝炎、肝硬化发展而来,是肝硬化的晚期,腹水征为其典型标志。《灵枢·水胀》说:"鼓胀何如? 岐伯曰:腹胀身皆大,大与肤胀等也。色苍黄,腹筋起,此其候也。"可以说肝硬化腹水的病因与"水毒"有关,"湿热疫毒"是致病因子。因酒食不节、情志所伤、血吸虫感染及其他疾病的转变等,导致湿热久羁,一方面耗伤阴血,造成肝肾阴虚,肝木失于滋荣;一方面阻遏脾阳,脾失健运,形成脾虚,脾虚不能运化水湿,肾虚则膀胱气化不利,加之肝气郁滞,因而壅塞形成臌胀。肝硬化腹水属于中医的"臌胀"范畴。其病机主要是肝、脾、肾损伤,气、血、水的瘀积。喻嘉言在《医门法津·胀病论》说"胀病亦不外水裹、气结、血瘀",又说"凡有癥瘕、积块、痞块,即是胀病之根,日积月累,腹大如箕,腹大如瓮,是名单腹胀",说明癥瘕积聚即是肝硬化阶段,发展到"单腹胀"已是肝硬化腹水的严重阶段了。现代医学认为,病毒性肝炎迁延、失治以后形成肝硬化、门脉高压,白蛋白合成减少,胶体渗透压降低,进而引起腹水。

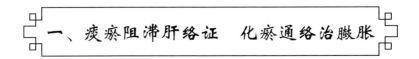

一、痰瘀阻滞肝络证　化瘀通络治臌胀

　　王某,男性,41 岁,初诊日期 2010 年 9 月 27 日。主诉:脂肪性肝炎伴肝硬化半年余。患者半年前曾因脂肪性肝炎伴肝硬化腹水住院治疗,住院治疗后肝功各项指标恢复正常,出院后继续服用西药,随后再次复查转氨酶再次升高,患者自觉身困乏力。

　　西医诊断:脂肪性肝炎伴肝硬化腹水。

　　中医诊断:臌胀。

　　辨证:痰瘀阻滞肝络。

　　处方:鳖甲(先煎)15g、生牡蛎(先煎)30g、海藻 15g、昆布 15g、丹参15g、穿山甲(研末冲服)5g、五味子 15g、枳实 15g、炒莱菔子 15g、佛手 10g、白豆蔻 5g。9 剂,水煎,早、晚服。

　　二诊:患者服用上药后身困乏力症状明显减轻,肝功能示:TBil20.9μmol/L,ALT 52U/L。

　　处方:上方去炒莱菔子,加大黄 10g、焦栀子 10g、虎杖 15g。9 剂,水煎,早、晚服。

　　三诊:患者服用上药后无自觉症状,自觉精神明显好转。

　　处方:黄芪 20g、黄精 15g、生牡蛎 30g、海藻 15g、昆布 15g、丹参 15g、郁金 10g、鳖甲(先煎)15g、丝瓜络 20g、白术 12g、枳实 15g、陈皮 15g、赤芍15g、白豆蔻 5g。制成丸剂,4 个月的剂量。

　　四诊:患者诉服用上药后无自觉症状,自觉精神明显好转,TBil14.4μmol/L,ALT 50U/L,肝纤维化指标未见异常。病情稳定,告知患者如有不适随时就诊。

处方:黄芪 20g、生晒参 10g、鳖甲(先煎)15g、丹参 15g、赤芍 15g、黄柏 12g、薏苡仁 30g、茵陈 15g、虎杖 15g、焦栀子 10g、白豆蔻 5g、田基黄 15g、陈皮 10g、白芍 15g、炙甘草 6g。12 剂,水煎,早、晚服。

【案例回顾】

学生:老师,本案辨证属于痰瘀阻滞肝络,为何不用化瘀通络之法呢?

老师:对于代偿期肝硬化而言,瘀血痹阻肝络导致肝内循环障碍,已经成为中西医肝病界共识。对于肝硬化之络病,非"久病及络"可解,络损痹阻是其基本病机,此为疾病导致肝外器官组织广泛瘀血而发生的相应病变,是肝内瘀血导致肝脏自体的自内而外、由微小至全肝的病理改变,是瘀血痹阻肝络所致的精微物质化生、吸收、营养的障碍。针对代偿期肝硬化的化瘀通络治疗,应该说化瘀通络必须温阳、治气和滋养阴血,至于如何精当配伍,又属难题,必整体把握,谨守病机,或可十之八九。

关于化瘀,应根据瘀血的轻度、中度和重度不同,予化瘀轻剂、中剂和重剂。治疗代偿期肝硬化主要用化瘀轻剂和中剂。对于瘀血轻症,常予苏木、瞿麦、桃仁、丹参、鸡血藤、土鳖虫等;瘀血重症者,可予化瘀重剂如三棱、莪术、水蛭、蛴螬等;瘀血介于两者之间者,可选重剂中的一两味加入化瘀轻剂中。关于通络,病至此期,有络阻、络虚、络损之机,"络阻"有闭阻不通,有阻而未闭,期间又伴肝气、肝之阴血的运行问题,如阻而未闭则可按正常流向,但流而不畅或流而回漩等;闭阻不通必然改道,轻则延及自身,重则可损其他脏腑经络。"络虚"者,络脉空虚也,代偿期肝硬化缺血性居多,肝病重者,出血性居多,其中出血、出血倾向与瘀血并存,又属难题。至于"络损",与瘀滞、瘀阻和出血等并存。故在治疗中,安络治气、复络治阴、宁络气血阴阳、寒热虚实共治实为关键。观诸医家,虽言未及,而法方中均有迹可寻。

学生:老师,本案中处方用一些软坚散结药物,您是从何考虑的?

老师:软坚散结是治疗肝硬化的共识之一。代偿期肝硬化的病理特征是纤维组织、假小叶和内生结节形成,属中医学"积证"范畴。据"坚者削之""积者消之""结者散之"的提示,临证中治疗肝硬化多将软坚散结作为贯穿始终的常法之一。在临证中对于软坚,常在软坚基础上加用润肝之法,考虑肝络肝叶枯而失养失润,非质厚多汁之品难为,选用玄参、桃仁等。对于散结之法,因结性多见寒、热、痰、瘀和阴血亏虚,结合辨证,可适度给予温通、清热、祛痰、化瘀和养血滋阴之剂。关于软坚散结,临证中也当据情而定,精确药味、精当药量。如结属热、痰,选用浙贝母、夏枯草;阴虚、热结者,主选用鳖甲等。

学生:老师,一般认为肝硬化多为毒邪致病,解毒法是常用法,而在本案中为什么不用解毒祛邪法?

老师:毒邪致病在治疗肝硬化中,也属常法之一。狭义而言,是针对乙肝、丙肝等嗜肝病毒导致的肝硬化,即"邪"有特定所指;广义而言,可用于治疗各种病因所致的肝硬化,且"邪"无特定内涵。针对狭义之论,目前中医肝病界基本形成了抗病毒治疗(解毒祛邪)共识,理由是病因治疗,抑制病毒复制,控制炎症,减轻肝纤维化,进而延缓病情进展,阻滞向肝硬化、肝癌发展。诚然,无论中医学还是西医学,其对乙肝、丙肝等抗病毒治疗,在实践中均取得了成效,但仍存在较多问题难以解决,如耐药问题、停药时间、停药复发以及处理等。

近现代医家在肝硬化的治疗过程中,对于毒邪的认识,主要是指感受"戾气"致病,而嗜肝病毒这一类的"戾气"致病特点,主要是易感、传染、缠绵难愈、易入血分阴分等,故将其定性为湿热疫毒或湿毒等。通过大量的临证观察,以及对中医基础理论的研究探讨,发现乙肝、丙肝等嗜肝病毒具有"体阴用阳"的特征,与肝之体阴用阳密切相关。从其致病特点可窥一斑。因此,如何引药达厥阴之血分阴分,清之解之化之? 如何借少阳之枢,透邪于外,达外其证如何? 如何解之祛之? 如何健脾运脾、补肾益肾防邪传变? 在现有文献中,这些实未有之。此外,酒毒所致酒精性肝硬化最多,且有渐次增加之虞,对于酒毒,虽有诸解酒毒之药和方剂,但其对已经形成的肝硬化的临床效验实难确切。尚有药石之毒、脏腑失常所生之毒等所致肝硬化,古文献未见明确记载,近现代临床报道和理论探讨已有文献资料,比如原发性胆汁性肝硬化,对其病机认识主要是肝阴(血)不足,瘀血阻络所致已成共识,临床效验旨在延缓病情进展,但尚不能逆转。关于解毒祛邪法在肝硬化治疗中的应用,尚待进一步研究,并加以规范。

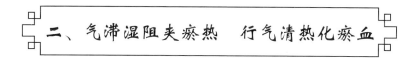

二、气滞湿阻夹瘀热　行气清热化瘀血

【案例回顾】

　　石某,女性,38岁,初诊日期2012年7月23日,患者10天前自觉纳差、乏力、腹胀,在当地医院查肝功能异常,彩超提示肝硬化腹水,乙肝血清标志物阳性,给予口服药物治疗(具体不详),效果欠佳,遂来院门诊,给予查肝功能 ALT 49U/L、AST 152U/L、ALB 29.6g/L、TBil 61.8μmol/L;凝血四项:PTA 50.90%。刻下,患者腹部胀满不适,纳差,乏力,口干,口苦,小便量少、色黄,大便基本正常,夜眠尚可,舌质暗红,苔黄腻,脉弦滑,考虑患者病情较重,劝其住院治疗,患者因家中尚有年幼一子,无人照料,不愿住院,要求门诊治疗。

　　西医诊断:乙肝肝硬化活动性失代偿期。

　　中医诊断:臌胀(气滞湿阻夹瘀热)。

　　治法以清湿热,行水气,运脾土,化瘀血。给予双味泽苓汤加减。

　　处方:茵陈25g、茯苓25g、猪苓15g、泽泻15g、泽兰15g、丹参18g、益母草24g、黄芪24g、防己12g、车前子(包煎)30g、大腹皮25g、生牡蛎30g、白茅根24g。同时给予复方甘草酸苷片口服以保肝降酶。

　　二诊:患者症状减轻,腹胀缓解,乏力改善,唯食欲欠佳,守上方加用焦三仙各15g、鸡内金18g,15剂。

　　三诊:患者腹胀消失,查彩超提示肝硬化、脾大,未见腹水。遂给予中成药维持治疗,之后随访至今,腹水未见复发。

【师生问答】

　　学生:老师,肝与脾相关,达肝旺脾是常用治法,请问本案中使用健脾法的依据是什么?

　　老师:肝硬化可归属于中医学"癥瘕""积聚"等病症的范畴。张景岳说:"壮人无积,虚人则有之。"脾胃为后天之本,气血生化之源,脾虚则正气虚。现代医学认为免疫功能的低下或紊乱,是慢性肝病的主要机制之一。现代药理学研究表明:黄芪、白术、茯苓等健脾益气药可以增强机体免疫,增加血清白蛋白,还能逐渐改变白球蛋比倒置,促使肝功能恢复。只有补益脾气才能从根本上增强人体正气及机体免疫力,祛邪外出。

肝硬化是一种长期的病理变化,在此过程中,患者除表现为胁肋隐痛、胁下癥块质硬不移的症状之外,多伴有纳食减退、嗳气、恶心、上腹饱胀、肢倦乏力、便溏等脾气亏虚或肝郁脾虚的症状。因此,肝硬化病位不只在肝,也在脾。肝脾关系密切,肝木疏土,助脾之运化,脾土营木,成肝之疏泄。肝硬化发展变化中,脾气亏虚,失其健运,痰湿内生,日久可化热,气血运行不畅,瘀血内停,痰瘀互结,化生癥瘕。《脾胃论》说:"脾病,当脐有动气,按之牢若痛,动气筑筑然,坚牢如有积而硬,若似痛也,甚则亦大痛,有是,则脾虚病也。"

肝硬化病机的特点是本虚标实,虚实夹杂。脾气亏虚为本,痰浊、瘀血、湿热等邪气为标。健脾益气,使脾胃运化功能正常而调畅,此时辅以消积散结,定收事半功倍之效。

肝硬化的治疗是一个长期的过程,需要患者长期服药。应慎用大剂苦寒、破血化瘀、泻下逐水之剂,以免损伤脾胃之气。故使用健脾益气药来顾护中焦,以求长治。

学生:老师,本案中为什么选用行气之法呢?

老师:肝者,将军之官也,职司疏泄,性喜调达而恶抑郁,肝为刚脏,体阴而用阳,此为其主要的生理功能特点。肝脏一个重要的病理特点是肝气易郁,肝经气郁是肝病的主要病机之一。举凡外来情志刺激、内生郁闷烦恼或诸种毒邪内侵等,皆可导致肝气郁结。同时,疾病过程中所产生的湿热、瘀血、痰浊等病理产物亦可阻滞肝经气机,使肝气郁滞而不行。而肝气一郁,既犯他脏,或横逆,或上逆,或流窜三焦,扰乱气血,又可郁久化火,气滞而血瘀,引发种种病变。因此,疏肝解郁、行气导滞为肝病最为常用之法,即《黄帝内经》所谓"木郁达之"。肝喜条达,唯疏泄有度,则肝气不郁。而肝脏的疏泄功能是与肝体密切相关的,肝血充沛,肝体不燥,则疏泄有度;若肝血不足,肝气有余,则易于横逆,故肝脏宜柔而不宜伐。理气药物大多辛温香燥,不利肝体,如用量过大,或使用过久,或配伍不当,往往耗伤阴血,甚至进一步化火动风,使病情加剧。山东中医药大学王文正教授认为"肝无补法,顺其性而为之补也",常以陈皮、半夏、柴胡、砂仁、佛手、香附、茯苓,配伍黄芪、当归、赤芍、扁豆、山药,疏养结合,补泄兼施。

学生:老师,本案为何用活血利水之法?

老师:《神农本草经疏·五脏苦欲补泻论》说:"扶苏条达,木之象也,升发开展,魂(肝)之用也。"肝主疏泄,以调畅气机,通利气血,促进脾胃升降,故肝之为病,易阻遏肝气,使肝气不舒而失于疏泄。依据"肝喜调达而恶抑郁"的特性,治疗当顺其性,因势利导,采用疏肝行气之法。又如《医学衷中参西录·论肝病治法》所言:"木性原善调达,所以治肝之法当以散为补,散者即开发条达之也。"此例患者既往大量饮酒,损伤肝络,导致肝气不疏,气行不畅,"气为血之帅",日久导致瘀血内滞,酒邪为患,更易引起湿邪停滞为水,水瘀互结而致病。故治疗以化瘀利水为大法,治以行气止痛,活血化瘀。

学生:老师,本案以化瘀利水法,治法以行气止痛、活血化瘀,请问药物如何选取呢?

老师:以行气止痛,活血化瘀的药物,方中以桃仁、丹参为君药,发挥其活血化瘀之效;配伍茯苓、泽泻、车前草为臣药,发挥其利水渗湿之功,君臣配伍协同增强活血利水之效;龟板、鳖甲软坚散结。改善肝脾大之症,同时可以促进水液运行;由于发生腹水时疾病已至晚期,患者体质多虚。配伍牛膝补益肝肾,补益正气。配合芒硝外敷神阙、水分穴,加强中药行气活血利水的功效,临床疗效确切。而活血利水法不仅可以治标,利水以消腹水,又能治本,改善肝脏功能,保护肝细胞,改善肝脏微循环和门静脉高压,从而杜绝了腹水再生的条件。根据药理研究,活血化瘀药具有扩张血管、增强肝脏血流量的作用,从而可以减少病变部位的缺血,改善营养及氧气的供应,以防止肝细胞的坏死,加速病灶的吸收和修复,从而使白蛋白升高,球蛋白下降,提高细胞免疫功能。如丹参,药理研究表明其能保护肝细胞,促进肝脏血液循环,抑制肝内间质反应。具有明显降低白细胞.升高红细胞、血红蛋白含量和总蛋白量的作用;他药配伍,能提高白蛋白,纠正蛋白倒置;另外,还能清除血中过剩抗原,防止免疫复合物的产生,从而抑制免疫反应的发生。所以,活血化瘀药不仅能改善门静脉高压,又能提高血浆白蛋白,有效地控制形成腹水的两大主要原因,确为利水之关键用药。同时,活血化瘀药还可促进纤维组织溶解,有利于保护肝脏,改善血液循环。

学生:老师,现在很多患者都是虚实夹杂为病,既要补虚又要祛邪,临床很难掌握,您是怎样认为呢?

老师:现在很难看到单一证型的患者,大都是虚实夹杂为病,临床上要注意祛邪与补虚的关系。

1. 泻实急治尤重顾虚

肝硬化所见实证,主要是腹水,甚至合并胸水,由此影响患者进食和睡眠,此时当务之急是消水,可用峻下逐水的醋制甘遂、大戟、芫花、商陆和牵牛子。其中甘遂为泄水之圣药,尤其用于胸水效佳,但不溶于水,入丸散可用 0.1~1.0g;大戟、芫花可入煎剂为 1.5~3.0g、入丸散可在 0.6~1.0g 之间;牵牛子、商陆为 3.0~9.0g 入煎,入丸散为 1.5~3.0g。此类药有毒,剂量不宜过大,过大则可能有毒性反应,同时还可起反作用。如芫花、商陆小剂量利尿,大剂量反抑制泌尿;牵牛子剂量过大,可出现便血、腹痛、呕吐或神经系统症状。

然而消水逐水又要重视补虚。因为腹水的形成是由肝功能受损,合成蛋白质能力降低和消化功能障碍而蛋白质摄入不足,使血浆白蛋白减少而导致血浆胶体渗透压降低,从而产生腹水胸水、血清白蛋白降低而球蛋白升高的临床表现。中医学认为,此为肝失疏水、肺失布水、脾失运水和肾失泄水,故泻水必佐补气药,如黄芪、白术、甘草、党参、山药、大枣等。尤其黄芪、白术、甘草、大枣要重用之,须在 30~60g 之间,其中黄芪、白术既能补气升高白蛋白,又能利水和保护肝脏,大枣可保肝,增加血清总蛋白和白蛋白,甘草亦可解毒,阻止脂肪在肝内蓄积,抑制纤维增生。

若合并胸水,此为水气上犯,肺气闭塞不得下降,还可加麻黄、杏仁、桑白皮、葶苈子以升降肺气而利气消水。临证腹水,煎剂常用大戟 3g、牵牛子 10g,加大腹皮 15g、水红花子 15g、黄芪 60g、大枣 20 枚,水煎内服;丸散剂用甘遂 0.3g、大戟 1g 研粉或装入胶囊以枣汤送服,并视服药后的情况增减剂量。

2. 补虚缓治毋忘祛邪

肝硬化多为肝细胞变性和坏死而致肝脏体积缩小的病理改变,故常有消瘦、体重减轻、极度疲乏、腰膝软弱、面色苍白及舌质干瘦或肥胖等虚证表现。提示肝、脾、肾俱病,气血、阴阳皆虚,补虚则是治疗过程中的重点,如何用药,当须证病辨治。

肝硬化尽管虚多实少,但在补虚的同时又不能忽视祛邪,虚实邪正并行关系发展规律是:虚(正)—实(邪)—虚(证)—实(证),前者虚实是由正虚而邪(外毒)入,所谓邪之所凑,其气必虚;后者虚实乃由邪气致虚证,而虚又致实证。此实证即湿、热、痰、瘀、毒(内毒)等第二致病因子。尤须指出,其中"毒"有内外之分,外毒乃系初入邪气,内毒则是湿热痰瘀等所酿成。因此,祛邪治实对于祛毒药物应用至关重要,特别针对祛除外毒的药物应用要贯穿病程始终。实践表明,正是由于外毒侵入,不断损害肝脏细胞及肝脏功能,才日久而导致诸多内损,演变为重症。

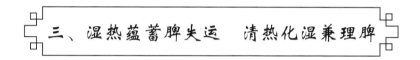

三、湿热蕴蓄脾失运　清热化湿兼理脾

【案例回顾】

张某,女性,60岁,初诊日期2013年3月14日。经市级某医院诊断为肝硬化失代偿期。西医多方治疗,收效甚微,求治于中医。患者神疲乏力、面色萎黄、巩膜黄染、大便溏泄,每日2~4次,低热,体温37.8℃,小便色深黄,舌质红,苔白,脉濡数。彩超显示:肝弥漫性病变,脾厚48cm,有中等量腹水。肝功能:ALT 445U/L,A 20g/L,G 30g/L.Tb 50g/L,Tbil 251μmol/L,DBil 173μmol/L。

西医诊断:肝硬化失代偿期。

中医辨证为湿热蕴蓄,湿盛于热,脾为湿困运化受阻。

治法:化湿理脾,清热解毒退黄。

处方:砂仁15g、白豆蔻15g、苍术20g、石菖蒲20g、茵陈30g、藿香15g、大腹皮25g、黄连10g、板蓝根24g、神曲15g、芦根30g、甘草15g。

7剂。水煎。日1剂,早、晚温服。

二诊:药后食纳好转,体力有所增加,大便泄泻减少,仍觉腹胀满,小便黄,低热不退,口干口苦,改用温脾利湿清热法,中满分消丸加味。

处方:白术24g、茯苓24g、黄连10g、猪苓15g、干姜10g、大腹皮30g、白豆蔻15g、砂仁15g、厚朴20g、茵陈30g、桂枝10g、板蓝根30g、大青叶20g、甘草15g。

水煎。日1剂。早、晚温服。

三诊:患者连服上方 18 剂,腹胀大减,仅有少量便溏。纳食较好,舌苔变薄,ALT 104U/L,Tbil 154μmol/L,DBil 81μmol/L,B 超显示腹水阴性,脾厚38cm。仍以上方化裁,至 2013 年 8 月 21 日诸症皆除,脉象缓和,舌润口和。肝功能:ALT 14U/L,Tb 72g/L,TBil 19μmol/L,肝功全部恢复正常。2013 年10 月复诊,一切均如前,远期疗效巩固。

【师生问答】

学生:老师,肝硬化相当于中医学的"臌胀",属于中医风、劳、臌、膈四大难证之一,以本虚标实,虚实交错为特点,为临床难医之疾,治疗十分棘手,您是怎样认为的呢?

老师:本病确实棘手,临床上以提高生活质量为目标。首先要明确其病因病机,本病的病机关键为气滞血瘀、水饮互结于腹中,病变主要累及的脏腑是肝、脾、肾,初起病在肝脾,情志所伤,气机不利,肝郁乘脾,脾失健运,水湿内停;若失治、误治,水湿不去,土塞而侮木,肝郁更甚,其结果既可及血而致血瘀,又可使脾气更虚,水湿更盛。肝、脾、肾生理功能密切相关,肝脾病必然累及于肾,脾虚不运,肾精衰减,而导致肾阳不足,膀胱气化不利,命门火衰,则进一步导致脾阳更虚,脾肾阳虚,水湿潴留更甚。本病病位在肝、脾、肾三脏,基本病机为肝脾肾功能失调,初起重在肝脾,累及于肾,气水血互结而成。

学生:老师,臌胀多因气血水内停为病,辨证复杂,临床熟练辨证不易,在临床治疗上有哪些辨证要点及治法呢?

老师:首先要辨其虚实:臌胀虽属虚中夹实,虚实错杂,但虚实在不同阶段各有侧重,初起多为肝脾失调,肝郁脾虚;继则肝脾损伤正虚邪实,最终则肝、脾、肾三脏俱损。实证多见有气滞湿阻,湿邪困脾,热郁血瘀;虚证则多见脾肾阳虚与肝肾阴虚。其次,要辨其气血水孰轻孰重:臌胀以气滞、瘀血、水饮互结为主要矛盾。腹部膨隆,皮色嫩而光泽,自觉腹胀难忍,叩之如鼓,以气滞为主;《医宗必读》言"中空无物,腹皮绷急,多病于气也";腹大状如蛙腹,自觉腹胀不甚,按之如囊裹水,为以水饮为主;腹胀大皮厚色苍老,内有瘀积疼痛,外有赤丝血缕,则为以瘀血为主。

在治疗上要根据病程和正邪关系,确立攻补原则。发病初期,多邪实为主,应辨别气滞、水饮、瘀血的偏重,分别采取理气祛湿、健脾利水、行气活血等法,必要时可暂用峻剂利水。后期多正虚为主,当根据脾肾阳虚和肝肾阴虚的不同,施以健脾益肾和滋养肝肾。臌胀为本虚标实,虚实错杂,应注意"大实有羸状,至虚有盛候"的特点,补虚不忘泻实,泻实不忘补虚,扶正与祛邪相结合,酌情采用攻补兼施。另外也要注意辨别病象。起病初期多仅觉腹部胀痛,胁下不适,但触之尚柔软;中期腹大如鼓,甚则青筋暴露,腹满,转侧时有振水声;晚期则腹大坚硬,面色黧黑,四肢瘦削,肌肤甲错等。

学生: 老师,在肝硬化的治疗中,强调分阶段论治,具体应用有哪些原则?

老师: 病程长、症状较轻、肝功相对较为稳定的肝硬化患者,早期多以消化道症状和胁肋隐痛、肝区胀闷不适为主症。中医辨证往往属于肝胃不和、肝脾不调或肝郁乘脾。治疗可选疏肝散、逍遥散、金铃子散。然疏肝诸剂皆脱胎于四逆散,四逆散可谓疏肝之祖方。柴胡为疏肝之圣药,禀少阳升发之气,肝气不舒能疏之,胆火亢盛能散之,邪在少阳能转枢之,故有条达肝气,疏畅脾土,和解退热,通调三焦之功能。白芍柔肝缓急止痛,柴芍相伍,一疏一柔,疏而不燥,柔而不滞,枳实行气,甘草和药缓中,诸药相合,药力专而奏效捷。肝以阴为体,以阳为用,内藏相火,最忌刚燥戕伐耗伤肝阴,而本方配伍精当,绝无此弊。

肝硬化初期往往转氨酶升高,球蛋白、白蛋白倒置,胆红素升高为主要矛盾。这时一般用四逆散合六君子汤加减化裁。四君子汤气味平和而不热,恰合脾性,四逆散抑木,六君子汤扶土,临床加五味子、乌梅、木瓜等对降低转氨酶,改变球白倒置效果较好。但对于降低胆红素不甚有效。经临床实践证明,降低胆红素最有效的药物为赤芍,一般用量 20~30g,如果肝气乘脾日久,郁而化热,表现为舌尖红、口干、口苦、五心烦热、心烦易怒、头晕等症状,应酌加清肝热,解肝毒药物。如蒲公英、白花蛇舌草、金银花、板蓝根、败酱草、虎杖等。蒲公英用量以 30~50g 为宜。但用清热解毒药,不伤胃气为好,不宜过用清热燥湿药,如黄芩、黄连、龙胆草之类,苦寒伤胃。如果脾虚症状较明显,表现为舌质淡嫩者,可加党参、黄芪健脾益气,其中黄芪对于肝细胞有良好的修复作用,即使有热象亦可应用,但应注意与甘寒之品相佐,以去其温性。

学生：老师，对于肝硬化明显，甚至伴有脾大者，应如何辨治？

老师：因肝藏血，气血相辅相成，气为血之帅，血为气之母，肝气横逆则必血行不畅。肝郁日久，气病及血则每致血络瘀阻。肝硬化中期腹大如鼓，伴有脾大，实际上属于肝脾血瘀，治疗应以消癥化瘀、活血行气为主，佐以健脾疏肝，软肝缩脾消瘀之最佳药物为醋炙鳖甲，这里取《金匮要略》鳖甲煎丸"疟母"之意，西医学中的脾大，往往相当于中医之"疟母"。一般用量为25~30g。脾大患者往往脾功能亢进，病多表现为贫血等正虚的症状，可酌加生晒参或红参，鼓舞气血生长。黄芪、茯苓、白术健脾益气。"五脏之伤，究必及肾、五脏之真，惟肾为根"。这时病变程度已较为深，肾已不可避免地受累，因此要视病情虚实程度酌加山萸肉、枸杞子、女贞子等补肾药。如果患者平素体质较好，病至此时，正气虚损尚不甚严重，可酌情加大活血化瘀药的比重，土鳖虫、红花、泽兰、刘寄奴、王不留行、三棱具有较好的软肝缩脾作用，对于血结水聚为主症者疗效甚佳。

学生：老师，对于肝硬化失代偿期，腹水、黄疸、低蛋白血症并见的患者，应从何入手？

老师：晚期肝硬化患者，病情复杂，多出现肝、脾、肾多脏俱损征，同时夹有气滞、痰浊、血瘀及水蓄等病理产物，毒、瘀、水三者互结，精气津血消烁，百症皆出，虚实夹杂。患者主要有以下特点：一是出血（牙龈出血、鼻衄、皮下瘀点瘀斑等或上消化道大出血、痔血及月经过多等）；二是腹水；三是黄疸，三者往往同时并见或以一种为主，随之出现低蛋白血症。辨证总的来说以脾虚为关键，治疗以理脾化湿为主，一般以中满分消丸或茯苓导水汤为基本方。东垣中满分消丸（汤）融泻心、平胃、四苓、姜朴于一方，根据《黄帝内经》"中满者，泻之于内"，以辛温散之，苦寒泻之，淡渗利之，使上下分消疏利水湿之邪，利脾胃枢机之功能，则胀满自消。其实《黄帝内经》"诸湿肿满，皆属于脾"并非完全指脾虚，凡属脾为湿困，运化受阻，亦可出现胀满，东垣之热胀中满分消丸，寒胀中满分消汤，两方皆效，后方为属脾阳虚不得运化之寒气胀满，亦多见于慢性肾炎、肾病综合征之重度水肿，辨证准确，用之确有卓效。

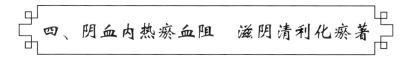

四、阴血内热瘀血阻　滋阴清利化瘀著

【案例回顾】

丁某,男性,45 岁。初诊日期 2010 年 10 月 21 日。主诉:腹胀、纳差、小便黄半个月。患者既往有乙肝病史 10 余年,曾因肝功能反复异常两次住院治疗,诊断为肝硬化失代偿期,曾于 2008 年 6 月口服阿德福韦酯抗病毒治疗,病情反复不愈。本院检查肝功能:ALT 81U/L,AST 93U/L,ALB 29g/L,TBil 75.3μmol/L,DBil 48.6μmol/L,乙肝病毒标志物:HBsAg、HBeAg、HBcAb 阳性;HBV-DNA 定量 5.12×10⁴IU/ml;透明质酸 152.77ng/ml,层黏蛋白 154.8ng/ml;甲胎蛋白(AFP)26.3g/L;彩超示:肝体积缩小,其右斜径为:98mm,肝内回声增粗增强,见 10mm×8mm 强回声,腹水:3cm,脾:厚 52mm,长 134mm。考虑肝硬化,胆囊炎性改变,脾大。遂来求诊,诊见肝区不适,时有隐痛,面色暗黄,四肢乏力,腹胀纳差,睡眠不佳。舌质暗红边有印、苔薄黄,脉细数。

西医诊断:肝硬化。

中医诊断:臌胀,证属阴虚内热、血瘀内阻。

治法:滋阴清热,利水化湿,化瘀软坚。

处方:生地黄 15g、黄柏 10g、山茱萸 15g、茯苓 15g、黄精 30g、汉防己 30g、大腹皮 30g、赤芍 30g、白花蛇舌草 30g、半枝莲 15g、神曲 15g、焦山楂 15g、丹参 30g、豨莶草 30g、鳖甲(先煎)30g。14 剂。

西药予阿德福韦酯 10mg,1 次/d,口服,替比夫定 600mg,1 次/d,口服。患者服药后自觉精神好转,腹胀减轻,食欲增加,尿量增多。效不更方,随症加减,连服用 2 个月后,精神面色好转,腹胀消失,食欲正常,小便变清,症状改善后与正肝方交替应用,前后共治疗半年余,2011 年 4 月复查乙肝病毒标志物示 HBsAg、HBeAg、HBcAb 阴性,HBV-DNA 定量 <5.00×10²IU/ml;肝功能正常;肝纤 4 项示:透明质酸 81.34ng/ml,UI 前胶原 62.35ng/ml,Ⅳ胶原 59.44ng/ml,层黏蛋白 78.35ng/ml;AFP 20.35g/L;彩超示:肝体积缩小,其右斜径为:99mm,肝内回声增粗增强,见 9mm×7mm 强回声,脾:厚 50mm,长 130mm。继以西药阿德福韦酯 10mg,1 次/d,口服,

替比夫定 600mg，1 次 /d 口服，联合正肝方加减。门诊定期随访治疗。

【师生问答】

学生：老师，中医学对肝硬化有何认识？

老师：肝硬化是一种以肝组织弥漫性纤维化、假小叶和再生结节形成为特征的慢性肝病。引起肝硬化的原因很多，在我国以乙型和丙型肝炎病毒引起为多，还有慢性酒精中毒、非酒精性脂肪肝、化学毒物或药物损伤、长期胆汁淤积、遗传和代谢疾病、血吸虫、营养不良等，也可引起肝硬化。目前本病西医尚无特效治疗。中医学对肝硬化的描述最早见于《黄帝内经》。《灵枢·水胀》言："鼓胀何如？ 岐伯曰：腹胀身皆大，大与肤胀等也。色苍黄，腹筋起，此其候也。"中医学对肝硬化的认识，散在于"胁痛""黄疸""癥瘕""臌胀"等病症中。肝硬化的病因很多，中医学认为与情志郁结、酒食不节、感染虫毒以及黄疸、胁痛迁延不愈有关。病机特点是肝、脾、肾功能受损，气、血、水液代谢失常，形成气滞、血瘀、络脉瘀阻、水湿痰凝胶结积聚，导致癥积、臌胀。但肝硬化的病因病机错综复杂，既有气血阴阳脏腑正虚之候，又有肝郁、气滞、湿热、瘀血、疫毒等标实之征，因而临床表现多种多样，常常表现为虚中夹实，实中有虚，虚实夹杂的证候，但又有所侧重。一般来说，初起多肝气犯胃或肝脾失调，以实证为主；继则肝脾两伤，正虚邪实；进一步发展则肝、脾、肾三脏俱损，水湿停蓄而气血亏虚，或阴阳虚损，或虚实互见，互相混杂之证。

学生：老师，肝硬化临床上如何辨治？ 治疗方法有哪些？

老师：肝硬化邪实之中有气滞、瘀血、水湿之分，不同阶段各有侧重，临床表现不一，故治疗时应分清主次兼而治之。

治疗方法有疏肝健脾、活血化瘀、攻补兼施，但应以补虚不碍邪，攻邪不伤正为原则，不可苦伐太过，以免损伤胃气。

学生：老师，肝硬化临床上应如何辨证用药？

老师：肝硬化隶属于中医"癥瘕""积聚""臌胀""鼓胀""水肿"范畴，从中医基本理论出发，我结合自己多年临床实践，借助现代医学的影像学及实验室生化检测，以中医八纲为总则，从病因、病位、脏腑、气血、阴阳、虚实以及产生的病理产物进行辨证分型，将其分为实证、虚证、虚实夹杂证 3 大类,治疗上多围绕其辨证用药。

1. 实证

结合现代西医认为其实证多相当于肝硬化早期(代偿期)、肝硬化炎症活动期以及肝癌前病变等以实证为主。按中医辨证可分为气滞血瘀证及湿热蕴结证。治以行气活血及利湿清热。行气常用柴胡、陈皮;活血多用川芎、丹参、桃仁、红花、三棱、莪术等;湿热为患者多以清热利湿为主。药如茵陈、焦栀子、虎杖、田基黄、板蓝根、车前子等。

2. 虚证

一般肝硬化单纯虚证非常少,临床上以气血阴精亏虚为主,兼有不同的水湿、血瘀等症。大多数中晚期肝硬化静止期为此类。治疗上以益气养血滋阴为主,益气药用黄芪、山药等;养血用当归、生地黄、白芍等;阴精亏损者,常配血肉有情之鳖甲、穿山甲等以滋阴潜阳,使阳气有化生之根,又可软坚散结,祛其有形之实邪。

3. 虚实夹杂证

一般来说虚实夹杂证多为后期肝硬化活动期即肝硬化失代偿期伴有并发症,如出血、腹水、肝脾大等;治疗中应根据"急则治其标,缓则治其本"的基本原则,采取补虚祛邪为大法。合并腹水者,常配健脾利湿之苍术、白术、大腹皮、车前子等;有明显的肝脾大者,常配软坚散结之鳖甲、穿山甲、生牡蛎等。

学生:老师,本病临床上用药要注意哪些方面?

老师:治疗肝硬化要关注以下几点:

1. 注重活血化瘀,改善肝循环

肝硬化是由各种原因的慢性肝病发展所致,病程较长。根据中医"久病入络,久病夹瘀"的观点,在治疗上,注重活血化瘀药的运用。现代药理研究认为:活血化瘀药能增加肝血流量,改善微循环,使肝细胞得到充足的营养,恢复肝细胞的代偿功能,使变质的肝细胞发生逆转,促进坏死区肝细胞完全性的再生和修复,有祛瘀生新的功能。常用的活血化瘀药有:丹参、赤芍、牡丹皮、三七、三棱、莪术、桃仁、鳖甲等,在肝硬化的早期以丹参、赤芍、牡丹皮等相对平和的活血化瘀药为主,在肝硬化的中、晚期则用三七、三棱、莪术、桃仁、鳖甲等为主,以取得更好疗效。

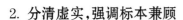

2. 分清虚实,强调标本兼顾

由于肝硬化的特点以虚实夹杂为主,故应在辨别虚实的基础上,确立攻补兼施之法。证偏重肝肾阴虚或脾肾阳虚者,以补虚为主,祛邪为辅;证偏重气滞、瘀血、水湿者,应以祛邪为主,补虚为辅。强调补虚不忘实,泻实不忘虚,切忌一味攻伐,导致正气不支,邪恋不去,出现危象。

3. 加强中西医结合治疗

采用中西医结合治疗本病。肝硬化腹水时,可配合利尿剂;合并自发性腹膜炎时,应用有效抗生素治疗;若食管胃底静脉曲张出血,可通过内镜对曲张静脉注射硬化剂或静脉套扎术以止血;若谵妄昏迷,中药可用安宫牛黄丸口服或用醒脑静针静脉滴注,以配合西药治疗;对于晚期肝硬化患者,可考虑现代医学的肝移植术,一定程度上可提高患者的存活率。

学生:老师,本案中用了赤芍、丹参等活血化瘀药,您是怎样考虑的?

老师:由于肝硬化病情复杂,临床上往往迁延不愈,不论是肝纤维化还是门脉高压症,都有一共同病理基础,即血液循环障碍及纤维结缔组织增生,活血化瘀是当今治疗肝纤维化的趋势;对于肝纤维化或肝硬化,其影像学常见肝脏质地变硬、体积变小或增生性结节等影像学表现。临床上也多表现有肝区胀刺痛,时有胁肋下或见痞块,舌质暗,脉象沉涩等症,湿热邪毒日久入络,致气滞血瘀,肝郁气滞则肝区胀,血瘀内阻,不通则痛,久病入络,瘀血停滞,积久不散,渐成痞块。故改善微循环、祛瘀通络消痞成为其治疗大法。临床上常用活血化瘀的中药有丹参、川芎、桃仁、红花、茜草、地龙、土鳖虫等。另外,川芎和丹参在肝硬化活血中有特殊功效。川芎味辛,性温,入肝、胆、心包经,具活血祛瘀、行气开郁、祛风燥湿之功效,其性辛温而善走窜、走而不守,"上行头目,下行血海",有"血中之气药"之称。张锡纯说川芎"温窜相并,其力上升、下降、内透、外达,无所不至"。然而强调对于其在肝硬化中的应用切不可大剂量,以免耗气伤阴。因肝为刚脏,体阴而用阳。其常用剂量以不超 10g 为佳;至于丹参,首载于《神农本草经》,谓其"主⋯⋯积聚,破癥除瘕"。丹参的功效与主治为"活血祛瘀,通经止痛,清心除烦,凉血消痈。用于胸痹心痛、脘腹胁痛、癥瘕积聚、热痹疼痛、心烦不眠⋯⋯疮疡肿痛"。一味丹参不仅对门脉高压引起的多脏器瘀血有效,能改善微循环障碍,而且对肝纤维化的溶解效果显著。在使用活血化瘀疗法时,要注意机体整体变化的情况,随症分别采取凉血活血、益气活血、祛瘀通络活血、软坚散结活血等法,用药方能奏效。

学生:老师,长时间用活血化瘀药物可能有伤及肝阴之弊端,临床上您是如何处理好这一矛盾的?

老师:肝纤维化及肝硬化病情日久或失治误治,或长久苦寒清热燥湿、理气活血之品使用均可伤肝阴、劫阴液。凡长期使用苦寒燥湿、行气之药或具有胁肋隐痛不适,口干,烦热,舌红,少苔之症,应养阴柔肝,常用菟丝子、枸杞子、女贞子、生地黄、白芍、黄精、桑椹等养阴柔肝药。肝为将军之官,喜调达而恶抑郁,故治疗上需阴柔;肝主藏血,阴血充足,方可调畅气机,气机调畅则瘀血可除。

学生:老师,肝硬化的治疗现代研究也比较多,请问如何中西结合治疗?

老师:在肝纤维化及肝硬化的防治中,中西医结合治疗是最佳方案。目前临床上最常见的肝硬化多由病毒引起。从病原学治疗来说,其核苷类或干扰素(丙肝肝硬化代偿期)抗病毒疗效优于中医,当然活动期肝硬化在通常使用的抗病毒药物如拉米夫定等时,也不能完全使患者原有的肝脏病理改变逆转,且在长期的临床治疗中还可能出现病毒耐药突变。对于此时的治疗,中西医结合治疗方案有其明显的优势。西药抗病毒,抑制病毒复制,减轻炎性反应,中医药通过活血化瘀、软坚散结,阻止和逆转肝硬化,改善肝脏微循环。

对于由自身免疫介导的肝硬化,中西医结合治疗也比较理想,通常使用一定生理剂量的糖皮质激素联合中药进行治疗。在活血化瘀的基础上可配茜草、秦艽、羌活、独活、豨莶草等具有祛风或凉血功效的中药。本案病程日久,经多方反复治疗,导致肝肾阴亏,水热互结,瘀血内阻,从而形成正虚邪恋、虚实夹杂。治疗上应补虚祛邪,虚者,肝肾也,肾主水,为先天之本,肾阴为一身阴气之本,故在治疗中需着重滋补肾阴,肾阴充足则肝之阴血有源,兼顾利水清热祛瘀,使阴液得复,真水得滋,邪瘀可除,诸症自平。

151

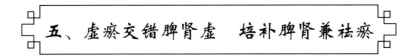

五、虚瘀交错脾肾虚　培补脾肾兼祛瘀

【案例回顾】

张某,男性,33岁,初诊日期1988年4月25日。患者2年前诊断为乙肝,早期肝硬化。曾2次因病情恶化,出现腹水及吐血住院抢救。1998年1月又因大量吐血和腹水住某医院治疗3个月,未见好转,患者精神负担沉重,遂要求出院。出院时化验,HBsAg 1∶128,AST 21.4U/L,ALT 54U/L,TBil 17.75μmol/L,TP 62g/L,白蛋白26g/L,球蛋白36g/L,PLT 38×10⁹/L。症见:两胁疼痛,胁下癥块(肝脾大),触痛明显,腹大如鼓,小便不利,舌质暗淡,脉弦涩。

西医诊断:肝硬化失代偿期。

中医辨证属虚瘀交错,血瘀肝硬,脾肾两虚,水津不化。

治法:培补脾肾,祛瘀化癥,利水消肿。

处方:白茅根30g、鳖甲(先煎)30g、淫羊藿20g、仙茅20g、女贞子20g、黄芪20g、丹参20g、大腹皮20g、猪苓20g、茯苓20g、泽泻20g、莪术9g。每日1剂,水煎服。并加服舒肝消积丸,每日用3次,每次1丸。

连续服药3个月,腹胀腹水消失,诸症悉减,肝功能已接近正常。后以此方加减持续服药半年,于1989年3月6日化验,除HBsAg为弱阳性外,皆恢复正常,肝脾回缩,诸症悉除,患者亦无任何不适,并能坚持上班。随访2年,患者仍断续用中药,病情稳定。

【师生问答】

学生:老师,本案虚实夹杂,您考虑如何治疗?

老师:本病湿、瘀、毒、虚多因素共同存在,病情虚实夹杂,是本病缠绵难愈、治疗棘手的主要原因。当代医家在借鉴张仲景黄疸病虚实辨治的思路基础上,针对慢性肝炎邪气实,提出了"祛湿""化瘀""解毒"等祛邪治法;针对其正气不足提出了健脾益气、疏肝健脾、补益脾肾等扶正治法。同时,指出其治疗还应根据其不同阶段病理特点,扶正与祛邪各有侧重。如初期或急性发作期邪气偏盛,祛邪为主,佐以扶正;晚期正气已亏,邪气仍存,则当结合个人体质,衡量正邪之间关系,以确定扶正与祛邪之主次。

有人认为慢性肝炎发病多虚实夹杂,表现为湿、毒、瘀、虚四大病理环节,湿、毒、瘀三邪在发病过程中常相互纠缠,发展至后期则形成"湿毒瘀结"的局面,此为肝炎表现为实证的三个方面。其虚多因正气不足,病久邪耗,常见肝阴内耗,脾胃失运,甚则肝肾阴虚。鉴于湿、毒、瘀、虚四个环节,在临证时常用利湿、解毒、活血、扶正四大法。慢性肝炎初期,邪气尚实,正气不虚,湿热蕴结,气血壅滞。治以清热利湿,疏导通降为主。也有人认为慢性肝炎急性发作,宜清不宜补,宜疏不宜收。常用柴胡、茵陈、金钱草、土茯苓、苍术、薏苡仁、黄芩、车前子、虎杖、制大黄等药为基本方。泛恶呕吐者,加左金丸、四逆散;食欲不振者,加鸡内金、焦山楂;腹胀便溏者,加人参健脾丸。姜春华教授认为,慢性肝炎肝硬化患者出现腹水,以虚中夹实、实中兼虚较为多见,但正虚或邪实也不少见。治疗上必须根据具体情况分别对待。虚者先补后攻,俟病者能攻时则用攻;实者先攻后补,使病者腹水排除后能够巩固疗效;虚中夹实、实中兼虚者则攻补兼施。对于一般腹水,可先用健脾利湿法,慎用攻下。

学生:老师,本案肝硬化失代偿期,病情较为急重,虚实夹杂。治疗时如何虚实兼顾?

老师:患者胁下癥块,腹大如鼓,小便不利,西医诊断为肝硬化失代偿期,病情较为急重,中医辨证认为患者既有肝脾肾脏腑虚损的表现,亦有血瘀兼水气不化之象,属虚实夹杂。治疗当虚实兼顾,血水共治。以淫羊藿、仙茅、黄芪等温补脾肾,以丹参、莪术、茯苓、大腹皮等活血利水,并佐以舒肝消积丸调气活血消瘀。

学生:老师,本病是以血分为主吗?

老师:是的。病涉血分,久病及血,瘀湿并重,水血共治。仲景对黄疸病后期的病机常以脾肾两亏、血瘀、水血共病以概之。如《金匮要略·黄疸病脉证并治》说"女劳疸,腹如水状不治",黑疸"腹满者难治"。提示黄疸病情进入脾虚水泛、脾肾两败的晚期,则治疗困难,预后不良。对血病及水、水血同病之治,仲景有活血、活血以利水、水血共治之法,并十分注意在祛邪时佐以顾护正气。若血瘀而病及水以血分为主,则治以活血,或活血佐以利水治法。对于本病,一方面以湿邪由气分深入血分者居多;另一方面,肝病久瘀,血瘀气滞,导致水湿停留,又能够促进内湿的形成和加重。随着病情进展,湿与瘀相互纠结,导致其病情进一步发展到肝硬化阶段,若治疗不及时则可向肝硬化失代偿期进展,此时气、血、水壅结腹中,水湿不化,常出现腹胀、腹痛、下肢水肿,呼吸活动受限等肝硬化腹水征的表现。

张仲景治疗黄疸及妇人病活血以利水、血水共治等治法,为当代医家解决慢性肝炎病久瘀湿共存、水血互结的病机提供了治疗思路。针对慢性肝炎肝硬化早期瘀湿共存的特点,常将活血化瘀或化瘀兼利湿之法贯穿其治疗之始终;针对其发展到肝硬化失代偿期出现腹水阶段,脾肝肾亏虚为本,气血水互结为标,常采用活血化瘀兼以扶正利水的方法。

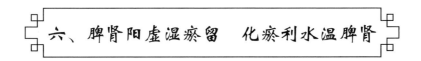

六、脾肾阳虚湿瘀留　化瘀利水温脾肾

【案例回顾】

患者男性,25 岁,在校大学生。患者于高考体检时查出乙型肝炎,肝功能轻度受损,近期出现腹胀、尿少、纳呆、消瘦等症。于 2012 年 8 月 6 日在某医院就诊,诊断为肝硬化失代偿期,住院治疗 2 个月余,期间共输白蛋白 350g,病情未能控制,家属焦急,要求中医治疗,遂于 2012 年 10 月 16 日转入中医科治疗。自诉腹胀纳呆,大便溏稀,小便短赤,疲倦乏力。查体:面色、皮肤中度黄染,形体消瘦,双下肢中度浮肿,腹部膨隆,腹壁青筋显露,舌质淡暗,舌苔白腻,脉沉缓无力。血常规:白细胞计数 2.62×10⁹/L,血红蛋白 82g/L,血小板计数 35×10⁹/L;尿蛋白(++);生化指标:尿素氮 15.9mmol/L,肌酐 268μmol/L,尿素 426μmol/L,总蛋白 58.6g/L,白蛋白 23.2g/L,球蛋白 35.4g/L,总胆红素 96μmol/L,非结合胆红素 84μmol/L,谷丙转氨酶 320U/L,谷草转氨酶 340U/L,谷酰转肽酶 420U/L,碱性磷酸酶 232U/L,甲胎蛋白 7.02IU/ml,癌胚抗原 3.04ng/L,凝血酶原时间延长。B超提示:肝脏弥漫性病变,胆囊壁水肿增厚,门静脉直径 15mm,脾大,腹腔见液性暗区大量。食管钡餐 X 线示:食管中下段及胃底静脉曲张。

西医诊断:肝硬化失代偿期;肝肾综合征;贫血;低蛋白血症。

中医诊断:臌胀;黄疸。

中医辨证属脾肾阳虚,水湿潴留,络脉瘀阻。

治法以中西医药结合的方法,中药采用温补脾肾,活血化瘀,行气利水;西药采用利尿消肿,营养支持,纠正贫血。

（1）以附子理中汤、补中益气汤、化瘀汤、茵陈四苓散合方加减。

处方:党参 20g、炙黄芪 60g、白术 30g、当归 20g、附片 10g、柴胡 10g、茵陈 30g、猪苓 20g、泽泻 20g、茯苓 20g、厚朴 10g、陈皮 10g、鳖甲 10g、炮穿山甲（先煎）6g、丹参 20g、山药 20g、砂仁 6g、大腹皮 30g、甘草 6g。每日 1 剂,水煎取液 400ml,分 2 次口服。

（2）10% 葡萄糖注射液 250ml+ 黄芪注射液 30ml,静脉注射,1 次 /d;10% 葡萄糖注射液 250ml+ 丹参注射液 30ml,静脉注射,1 次 /d;复方氨基酸注射液 250ml,静脉注射,1 次 /d;血浆 200ml,静脉输注,2 次 /w;白蛋白 10g,输注,2 次 /w。口服西药螺内酯 100mg/d,呋塞米 40mg/d,普萘洛尔 10mg/d。

治疗 1 周,患者精神状况明显好转,尿量每日达 3 000ml,腹胀减轻,食纳增加,舌质淡暗,苔白略腻,脉沉弱。查尿蛋白(+)。上方减去厚朴、大腹皮、柴胡、猪苓、炮穿山甲,加五味子 10g、益智仁 20g,保肝补肾。停服呋塞米,螺内酯减为 60mg/d;血浆 150ml/ 次,1 次 /w;白蛋白 5g、1 次 /w。

2 周后复查,生化指标均明显好转,尿蛋白转阴,腹胀大减,舌质淡,苔白,脉沉略缓。效不更方,并停用血浆、白蛋白、螺内酯。1 个月后复查,生化各项指标基本接近正常,HGB 106g/L,唯 WBC、PLT 略低于正常。于 2011 年 1 月 3 日出院,并带中药巩固疗效。2 个月后随访,患者恢复良好,已回校读书。

【师生问答】

学生:老师,本案患者出现了腹部膨隆、腹壁青筋显露等症状,古代中医对这种肝硬化晚期病症是如何认识的?

老师:中医文献没有肝硬化这一病名,一般认为,肝硬化晚期属中医"臌胀"范畴。臌胀,又称鼓胀、单腹胀、蛊胀、蜘蛛蛊,为中医"风、痨、臌、膈"四大危重病证之一,古籍文献记载极为丰富,最早见于《黄帝内经》,如《灵枢·水胀》说:"鼓胀何如? 岐伯曰:腹胀身皆大,大与肤胀等也,色苍黄,腹筋起,此其候也。"古代医家对肝硬化晚期并发症有以下一些论述:

1. 腹部胀大

肝硬化晚期患者表现出来的腹部胀大是门静脉高压和肝功能减退共同作用的结果,是肝硬化晚期最突出的临床表现。有关腹部胀大的描述,《灵枢·水胀》认为臌胀患者"腹胀身皆大,大与肤胀等也",仲景则根据此将臌胀的腹胀症状进行了详细的描述,如《金匮要略·水气病脉证并治》中有关肝水、脾水、肾水的论述,"肝水者,其腹大,不能自转侧,胁下腹痛,时时津液微生,小便续通","脾水者,其腹大,四肢苦重,津液不生,但苦少气,小便难","肾水者,其腹大,脐肿腰痛,不得溺,阴下湿如牛鼻上汗,其足逆冷,面反瘦",均以腹部胀大为主症。后世医家对这一临床症状的论述更是形象,如明代《东医宝鉴》谓臌胀患者"腹胁如抱瓮";龚廷贤《寿世保元》则描述为"腹如盆胀","肚大青筋";李梴除了看到臌胀患者"肚腹膨胀",并且观察到患者可出现"四肢浮肿,皮肉赤纹"等症状。清代喻嘉言《医门法律·胀病论》说:"凡有癥瘕积块、痞块,即是胀病之根,日积月累,腹大如箕,腹大如瓮,是名单腹胀"。指出腹部胀大乃日积月累形成的,可见古代医家早已注意到臌胀的发病是一个渐进的过程,这与肝硬化晚期病程长的特点相符。

2. 蜘蛛痣或毛细血管扩张

有关蜘蛛痣或毛细血管扩张的相关记载,亦散见在历代医家的著作中。陈士铎在《辨证录·臌胀门》中说"初起之时,何以知其是虫臌与血臌也,吾辨之于面矣;凡面色淡黄之中而有红点或红纹者,是血臌也",这是最早认识到蜘蛛痣和臌胀之间存在内在联系的记载。喻嘉言指出"面色萎黄,有蟹爪纹路……将来血蛊之候",《张氏医通》亦说"蓄血成胀,腹上青筋见或手足有红缕赤痕,小便利,大便黑";唐容川《血证论》描述"血臌之证,胁满小腹胀满,身上有血丝缕……面色萎黄,有蟹爪纹络,脉虽虚极而步履如故,多怒善忘,口燥便秘,胁胀腹疼,迨胀之既成,腹大如箕,遂不可救"。可见患者面部刚出现"蟹爪纹络"即临床常见的毛细血管扩张时,可能尚处于疾病的早期阶段,此时可能尚未出现"腹部胀大如鼓"等症状,但如果"腹上青筋见""手足有红缕赤痕"或"身上有血丝缕"时,这时可能已经是"胀之既成,腹大如箕,遂不可救",提示预后不良。

学生:老师,临床治疗本病过程中,如何通过"四诊"进行辨证施治?

老师:西医治病以"视、触、叩、听"四诊结合理化辅助检查为基础诊断治疗疾病。中医则强调整体观和辨证论治,以"望、闻、问、切"为方法搜集患者病情资料,全面辨证来确定治疗原则,在此基础上进行配伍用药,来达到治疗目的。

中医学认为,人体是一个有机的整体,肝硬化病虽在肝脏,却又与其他四脏、六腑密切相关,临床上的症状也较为复杂,需要全面综合考虑。

因此,做到"四诊"的详细、全面是准确辨证的基础。

1. **望诊**

注意从神、色、形、态、目、皮肤、口唇、舌等方面辨证阴阳、寒热、气血、虚实等情况。如面色黄而鲜明多为湿热,面色萎黄多为脾胃气虚或气血不足。目睛红赤为肝热,目胞浮肿为阳气不足、脾虚水肿等。舌诊在肝病辨证中更为关键,除注意舌质、舌苔外,还应注意舌下脉络的变化情况。舌质淡为气血虚或脾虚,舌质红为阴虚热盛,舌色紫暗或有瘀斑为血热血瘀,舌胖有齿痕为脾虚湿盛;肝病以湿热为因,故多见腻苔;舌下脉络迂曲增粗多提示血热或有瘀血,肝硬化患者较常见。

2. **闻诊**

主要从声音及味道两方面入手。如实证患者多声高谵语,久病虚证患者多语音低微;肝硬化患者可有特殊口臭味,即为肝臭。

3. **问诊**

病史、职业、生活饮食习惯;恶心、食欲、疲乏、睡眠、胁痛、腹胀、心情、出血(牙龈、大便色)、头晕头痛、汗、口渴、双目、寒热。患者如有恶心或厌油腻,多提示湿热内蕴;纳食不香,食后尚能消化,多为胃弱;食不知味,为脾虚或胃中蕴湿。

疲乏多为肝病的首发症状,多提示气血两虚或脾虚湿困。失眠多在肝病后期出现,以心脾或心肾不足。胁痛走窜多为气滞;胁痛隐隐为肝阴、血不足。腹胀满闷为湿困,空腹或午后及夜间胀甚,为虚胀;腹硬满胀大如瓮,多考虑单腹胀。妇女以血为本,肝病多在血,故要注意经带的询问,如月经提前、量多、色红、质黏稠多属血热,带下黄黏多属湿热等。

4. **切诊**

肝病的致病因素不同,以及患者体质差异,所表现的脉象不同。脉弦多主肝病、气滞或痰饮;滑脉多主痰饮、实热等。

学生:老师,辨证中如何对主证与兼证进行认识以及对疾病证型进行动态认识?

老师:辨证应该包括对主证与兼证的全面认识以及对疾病证型的动态认识。

1. **辨主证兼顾兼证**

肝硬化患者病因复杂,病情迁延日久,常累及多个脏腑,证候类型在主证的基础外往往几种兼证并存。故在临床中对于肝硬化辨证时,应辨病因、辨病位、辨病性相结合,以阴阳为纲,结合脏腑辨证才可以做到辨证准确。关幼波认为,肝硬化腹水的基本病机是因气虚血瘀。肝肾阴虚、阴虚血热和脾肾阳虚为本病常见的三种证候。而湿热未清、毒热未清、热伤血络和血热痰阻、湿热发黄又为常见的兼夹证,在治疗方面应遵循"血虚阴伤阳微,气虚是主重益气,毒郁热伏湿滞,瘀血为甚必化瘀"。故在治疗时,既应抓住肝硬化患者久病所致气虚血瘀的基本病机,又要认清其主要病机是阴虚为主,还是血热为主,还是阳虚为主,还要辨别其兼夹证候,如有无兼及心、肾、脑、大小肠等其他脏腑,有无久病入络之证,邪毒是否尚存以及有无水、湿、痰、毒等病理产物。

2. 动态认识证型

在肝硬化患者治疗过程中,患者的疾病会受到各种因素的影响,可有相对稳定和变化的不同阶段。疾病的诊治过程应按照疾病演变的阶段性特点而设定,动态地认识疾病证型,做到"动静兼顾",即针对肝硬化在不同阶段、各自的病因病机特点采取不同的治疗法则,同时在稳定阶段通过对疾病预后的判断,用"治未病"的思想,提前采取预防措施,防止疾病产生不良变化。这里所讲的"动",包括:手术前后、并发症产生前后等,这是可直接改变疾病的外因;同时包括大怒、大喜、大悲,以及过量嗜酒、饮食不节等可直接导致并发症等不良预后发生的因素。在这些时段前后,疾病通常发生较大的转变。所谓"静",是指病程稳定阶段,此时疾病的发展得到了控制,体力在恢复阶段,此时应特别注意除外内因对疾病的影响,治疗以扶正为主。总之,用动态的眼光对患者进行辨证,顺应疾病的发生发展规律、顺应人体的新陈代谢、顺应四时气候变化,治疗过程中掌握疾病的变化,及时调整治疗方案,才能达到更好疗效。

学生:老师,本案中肝肾同治取得了较好效果,请问您是如何认识肝肾关系的?

老师:肝为刚脏,外应风木,内寄相火,以血为本,以气为用,体阴而用阳。其疏泄条达,全赖肾水以涵之,血液以濡之。阴血充足,水涵木荣,则肝体得养,疏泄有度;若阴血亏虚,木失濡润,则肝气有余,易于横逆。肝火易升、肝风易动、肝阳易亢的病理特点,均可造成肝阴不足,阴血亏耗,肝体失养。肝肾同源,精血互生,盛衰互依。肝属木,肾属水,水可以涵养肝木,水涵则木荣,水亏则木槁。故《医宗必读·乙癸同源论》说:"东方之木,无虚不可补,补肾即所以补肝。"若肝阴不足,日久必下竭肾水,或肾阴素亏,肾为肝母,水不涵木,木失所养,肝体渐硬。所以,补益肝肾,滋水涵木,是肝硬化的正治之法。当肝硬化脾脏肿大,腹部癥瘕积聚明显,腹皮青筋暴露,使用单纯活血化瘀药收效不佳时,应配合软坚破积之药,如鳖甲、莪术、三棱、桃仁、穿山甲等。肾为肝之母,肝阴不足日久必下竭肾水,或因肾阴素亏,无以涵养肝木,肝藏血,肾藏精,精血同源,肾中精气亏损,而使肝血不足,故易出现肝肾阴虚证,如五心烦热、尿少、腹胀、浮肿加剧等症状,治疗应乙癸同治,在补血生精、滋补肝肾之阴方中加利水消胀退肿之药,如牵牛子、大腹皮、葶苈子、四苓汤等。

学生:老师,临床上如何把中医辨证和西医联合运用?

老师:应按照疾病不同阶段病机转化及临床症状不同,进行分型论治,同时采取中西医优势互补。常见证型如下:

1. 寒湿凝滞证

临床表现为腹大胀满,按之如囊裹水,得热则舒,头身沉重,怯寒肢肿,小便短少,大便溏稀,脉濡缓或弦迟。治当温阳散寒,化湿利水。方用实脾饮加减,基本方如下:

附子(先煎)10g、干姜15g、白术20g、槟榔10g、茯苓20g、厚朴10g、木香5g、草果10g、甘草5g。

水肿重者,加桂枝10g、猪苓20g、泽泻15g,温阳化气,利水消肿;如兼胸闷咳喘,加葶苈子10g、苏子15g、半夏10g,泻肺行水,止咳平喘;如胁腹痛胀,加元胡10g、川楝子5g、丹参20g,理气和络止痛;如气虚少气,加黄芪30g、党参15g,益气扶正。

2. 湿热壅结证

临床表现为腹大坚满,脘腹绷急拒按,烦热口苦,小便短赤,大便秘结,或面目色黄,舌边尖红,舌苔黄腻或灰黑,脉弦数。治当清热利湿,攻下逐水。方用中满分消丸加减,基本方如下:

黄芩10g、黄连5g、知母15g、茯苓20g、猪苓15g、厚朴10g、半夏10g、陈皮10g、砂仁5g、姜黄5g、党参15g、白术20g、干姜10g、甘草5g。

热势较重,常加茵陈30g、白花蛇舌草30g、半边莲15g,清热解毒;如腹部胀急殊甚,大便干结,用舟车丸行气逐水,但其作用峻烈,不可过用。

3. 瘀血阻络证

临床表现为腹胀坚满,青筋暴露,胁腹攻痛,面色暗黑,头面颈胸部红点赤缕,唇色紫褐,舌紫暗瘀斑,脉细涩。治当活血化瘀,利水消胀。方用化瘀汤加减,基本方如下:

当归 15g、熟地黄 10g、赤芍 15g、川芎 10g、肉桂 6g、桃仁 10g、红花 10g、甘草 6g。

胁下痞积肿大明显,加穿山甲(先煎)5g、牡蛎 30g、鳖甲(先煎)10g,化瘀消痞;如大便色黑,加三七(冲服)5g,化瘀止血;如病久体虚,气血不足,或攻逐之后,正气受损,宜用八珍汤补养气血;如瘀痰互结,加三子养亲汤祛痰除湿。

4. 脾肾阳虚证

临床表现为腹部胀满,腹鸣便溏,面色萎黄,神疲乏力,畏寒肢冷,腰膝酸软,舌质淡红,有齿痕,脉沉弱无力。治当温补脾肾,化湿利水。方用附子理中汤合右归饮加减,基本方如下:

附子(先煎)10g、党参 15g、干姜 15g、白术 15g、熟地黄 10g、山药 20g、山茱萸 10g、枸杞子 10g、杜仲 15g、甘草 6g。

偏于脾阳虚弱,食少腹胀,食后尤甚,加黄芪 30g、白扁豆 15g,益气健脾;偏于肾阳虚衰,畏寒神疲,面色青灰,脉弱无力者,酌加淫羊藿 15g、巴戟天 15g,温补肾阳。

5. 肝肾阴虚证

临床表现为腹大坚满,青筋外露,形体消瘦,面色黧黑,唇紫口燥,五心烦热,鼻齿衄血,小便短赤,舌质红绛少津,脉弦细数。治当滋补肝肾,化瘀利水。方用六味地黄丸合一贯煎加减,基本方如下:

沙参 20g、麦冬 15g、生地黄 15g、山萸肉 10g、茯苓 15g、泽兰 15g、牡丹皮 10g、当归 15g、枸杞子 15g、甘草 6g。

若津伤口干,加石斛 15g、花粉 20g、知母 15g,养阴生津;如午后发热,酌加牡丹皮 10g、鳖甲(先煎)10g、地骨皮 15g,清虚热;如齿鼻出血,加藕节炭 15g、白茅根 20g,凉血止血;如青筋显露,唇舌紫暗,小便短少,可加丹参 20g、益母草 15g、泽兰 15g,化瘀利水。若病变过程中,出现上消化道出血、肝性脑病、肝肾综合征时,在上述辨证论治的基础上配合西医应急方案救治,中西医优势互补,达到"四两拨千斤"之效。

第四章 重型肝炎

急性重型肝炎亦称暴发性肝炎，是因肝细胞广泛性大块坏死的临床综合征。中医学并无"急性重型肝炎"之病名，但因黄疸始终贯穿于本病的始终，且多伴有神志昏蒙之候，而临床表现又显示其病重势急，故中医可归属于"急黄"范畴。并因认识到具有传染性的特点而亦称之为"瘟黄""天行发黄"，合并出血、腹水、肝性脑病时，则与"血证""臌胀"及"肝厥"等病证有关。

第一节 急性重型肝炎

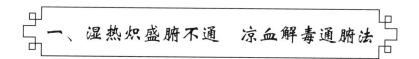

一、湿热炽盛腑不通 凉血解毒通腑法

【案例回顾】

胡某，男性，31 岁。因面目遍身黄染，神志狂乱于 2012 年 6 月 10 日入院。体检：营养中等，呈急性病容，狂躁不安，齿衄，肝于肋下 2cm，剑突下 1cm，脾未触及。肝功能检查：TBil 372μmol/L，ALT 400U/L，TP 47g/L，A 29g/L，血常规：Hb 115g/L，WBC $8×10^9$/L。尿检：尿胆红素和尿胆原均阳性，尿蛋白微量。诊断为急性黄疸型传染性肝炎（暴发型）。予西药葡萄糖、γ- 氨酪酸、维生素 K、抗生素等治疗，并邀中医会诊。

初诊：患者面目遍身发黄，如橘子色，狂躁不宁，喜怒骂无常，齿衄，口渴引饮且欲呕恶,纳呆,大便已3日未解,小便黄赤,舌苔黄燥,质红绛,脉弦滑而数。湿热炽盛,肝胆郁结,腑气不通,营液耗灼,心神被扰,证属急黄,治宜清热通腑,凉血解毒为法。

处方:生大黄12g、焦栀子12g、黄柏9g、枳壳9g、郁金9g、菖蒲6g、鲜生地黄24g、茵陈30g、鲜白茅根30g。

二诊:患者服前方2剂后,大便解过3次,色焦黄,隐血试验(+),神志略定,黄疸未见加深,呕恶已止,腹尚平软,小便黄赤,舌苔略润,质仍红绛,脉象弦滑,再守原法加减,于前方减去菖蒲,加血余炭、地榆炭。2剂。

三诊:患者神志转清,黄疸亦见减轻,但仍感懊侬,苔转黄腻,质仍红,脉弦滑。此病情虽越险境,未登坦途,再以清热养阴,疏肝利胆。

处方:生大黄6g、焦栀子12g、郁金9g、黄柏9g、麦冬9g、鸡内金9g、枳壳6g、川石斛12g、茵陈30g、半枝莲30g。

四诊:患者黄疸减轻,寐仍未安;肝区隐痛,大便正常,小便仍黄,舌苔薄白而腻,质红,脉弦滑,再于原方减去大黄,加酸枣仁9g、茯苓9g。再服4剂。

五诊:患者两目发黄明显减轻,寐亦转安,知饥欲食,但仍乏力,苔转薄腻,质红,脉弦缓,湿热虽轻,气营未复,肝部未舒,再予疏肝利胆,清化湿热。

处方:黄柏9g、焦栀子12g、郁金6g、茜草15g、茯苓9g、生地黄12g、糯稻根30g、茵陈18g、夜交藤12g、香附9g。

六诊:患者黄疸减轻,寐亦转安但仍多梦,头眩乏力,胁下隐痛,舌苔薄腻,脉弦缓。再守原意出入,用前方去夜交藤,加太子参。续服7剂。

患者于2012年7月10日复查肝功能:TBil 179μmol/L,ALT 80U/L,自觉症状消失,继以疏肝利胆,益气生津之剂。

处方:当归9g、生白芍12g、焦栀子12g、郁金9g、茜草15g、太子参18g、茵陈15g、生地黄12g、麦冬9g、枸杞子12g、鸡内金9g。

继续服用20余剂,复查肝功能正常而出院。

【师生问答】

学生:老师,从本案例看,临证急性重型肝炎应特别注意哪些?

老师:临床上急性重型肝炎,凡消化道症状严重,黄疸迅速加深,会出现精神疲乏,烦躁不宁,舌苔黄燥,脉象滑数或数,虽起病仅三五日,就应考虑其可能为暴发型肝炎,也就是接近上面所说的湿热炽盛证,乘其未陷昏迷之时,急以基本方加黄连、黄柏、大黄,以通涤胃肠热毒,实为要务,不可犹豫。如已现狂躁或伴有出血倾向,舌苔黄燥,质红,需用上方加用神犀丹以解毒凉血,或可遏止病情的恶化。以此法治疗暴发型肝炎、肝性脑病前期患者均能取得一定疗效。

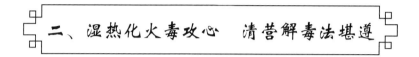

二、湿热化火毒攻心　清营解毒法堪遵

【案例回顾】

张某,男性,31岁。起病9天,病初有发热纳差,恶心呕吐,继则身目发黄,逐渐加深,当日上午突然神志不清,烦躁不安而入院。查体:神志恍惚,答非所问,拒绝检查,皮肤黄染,右背皮肤有密集出血点,巩膜黄染明显,肝浊音界缩小。右肋下肝不能触及,脾未触及,腹部无移动性浊音,膝腱反射亢进。舌质绛,脉弦数。肝功能检查:TBil 572μmol/L,ALT 2 400U/L,TP 46g/L,A 27g/L,血象:Hb 112g/L,WBC 5×10^9/L。

西医诊断:急性重型肝炎,急性肝坏死。

中医辨证:急黄(湿热内蕴,湿从火化,热毒攻心)。

治法:清营解毒。初用清营汤合安宫牛黄丸1剂,仍烦躁不安,吵闹打人,改用犀羚镇痉汤(水牛角、羚羊角、生地黄、玄参、金银花、连翘、菊花、莲子心、甘草)加全蝎、生地黄、白僵蚕、大黄,另服安宫牛黄丸。

药后神志稍清,较为安静,但反应迟钝,继服原方3剂,患者完全清醒,身目仍黄,舌苔黄微腻,脉弦不数,改用茵陈、焦栀子、金银花、连翘、黄芩、黄柏、茯苓、薏苡仁、泽泻、滑石等加减,2周后病势已衰,黄疸减轻、脉缓苔白,改用扶脾化湿之剂,最后黄疸完全消失,肝功能正常而出院。

【师生问答】

学生:老师,急性重型肝炎阳黄昏迷狂乱,如何应对?

老师:临证急性重型肝炎,如阳黄昏迷狂乱,急宜清营解毒之法。急性重型肝炎类似中医的"急黄",一般是阳黄湿热炽盛化火引起,出现昏迷的病机是:在气分则为阳明腑热结;入血分则是扰营败血,上扰心包。初则神志不清,狂乱号叫,打骂啮人,或有喜忘幻觉,渐则由狂躁转入平静,意识模糊,乃至昏睡不醒。热毒扰及肝木,或同时耗伤津液,以致肝风内动,风火相煽,可见抽搐摇头,震颤身动。热毒内蕴,三焦气化失常,可有少尿或无尿。热毒迫血妄行,则吐衄便血或现紫斑,终因气随血脱而亡。

学生:老师,急性重型肝炎出现腹水者,又如何处理?

老师:对重型肝炎如出现腹水者,一般有两种情况,一为热甚者,系湿热互结脾胃,阻塞气机,津液不能运化而停聚成水,发为胀满。临床表现腹胀以气为主,口黏口苦,口气秽臭,喜进凉物,或有恶心呕吐,小便短赤而少,大便次数增多,但黏滞不爽,其气秽臭,全身黄疸日益加深。舌苔黄腻,舌质红绛,脉弦大或数,逐渐发展亦可出现昏迷。一为湿甚者,为湿困脾土,以致水湿积聚发为肿满,临床上腹胀以水为主,小便黄少,大便软薄或稀,次数增多,口黏不渴,或喜热饮,全身黄疸赤逐渐加深,舌苔白腻,质淡津润,脉弦细或沉细,重型肝炎亦有属于阴黄者,但因黄疸加深后,单从黄色是鲜明还是晦暗上并不容易区分。阴黄的临床特点主要是畏寒喜热,头痛呕逆,大便溏泄,脉弱无力。

在治疗上有以下几点需要注意:

一般热毒化火阳明腑结,黄疸迅速加深,为阻止黄疸加深,可用茵陈焦山栀金花汤合五味消毒饮加茵陈,重用大黄以通腑泻火;黄疸不再加深,则病情可以化险为夷。

热毒入血,则宜清营解毒,用清营汤,热陷心包而昏迷,则宜清心开窍,用安宫牛黄丸。

气血两燔而神昏者,可用牛黄承气汤重用大黄。意在使肠内酸碱度降低,减少氨的吸收,促使有毒物质的排出。

热毒扰营败血,血结瘀阻,则宜活血化瘀,用血府逐瘀汤、桃仁承气汤、抵当汤加减。

肝风内动,则宜清热息风,用犀羚镇痉汤(犀角用水牛角代)。

热毒内壅,气化失常而少尿无尿者,宜佐滋肾通关丸清利通关。

血热妄行而吐衄便血者,宜直泻心火,用大黄黄连泻心汤;或清热凉血,用犀角地黄汤(犀角用水牛角代)。

出血过多,阳气失附,宜在清热解毒之中加入人参、附子,或先用参附汤、独参汤以固脱。

出现腹水者,热重可清热渗利,用二金汤,湿重则温化渗利,用胃苓汤。

重型肝炎当黄疸继续加深,患者出现精神萎靡,极度无力,倦卧不语,但舌苔黄腻,舌质红绛,脉弦大有力;为阳极似阴之证,而非阴黄,宜大剂清营解毒之剂加入附子,对扭转病情有益。重型肝炎属阴黄者,宜温化寒湿,用茵陈附子理中汤、茵陈四逆汤等。

第二节 亚急性重型肝炎

亚急性重型肝炎是重型肝炎的一种。由于病程较长,除肝细胞坏死外,也可出现肝细胞再生,既可见之于急性黄疸型肝炎的重症,也可出现于慢性活动性肝炎的晚期。其证虽不及急性重型肝炎为势迅速,但属邪盛正虚,证情多变,预后也极为不良,所以重型肝炎病死率甚高。亚急性重型肝炎,多由于病毒感染、自身免疫等诸多因素,引起肝细胞的大量坏死,肝功能在短期内严重受损所致,属中医学"急黄""瘟黄""血症""臌胀""癫狂""昏迷"等范畴。

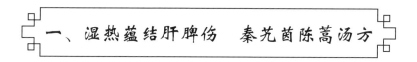

一、湿热蕴结肝脾伤 秦艽茵陈蒿汤方

【案例回顾】

丁某,男性,33岁。患者于2013年10月间患急性黄疸型传染性肝炎,经治好转。于2014年4月初,又觉乏力,纳差,出现黄疸而入院。虽经治疗,10余日来黄疸加深,伴现腹水。肝功能:TBil 432μmol/L,ALT 710U/L,TP 54g/L,A 31g/L,血常规:Hb 102g/L,WBC 5.6×10^9/L。

西医诊断:慢性肝炎,亚急性重型肝炎。

于5月2日邀中医会诊。

初诊:症见面目遍身发黄,色暗不鲜,脘腹胀满,动摇有水声,纳减,口干不欲饮,小便短赤,大便干,日一行。神疲懒言,舌苔白腻,边尖质微红,脉滑数。证属湿热壅滞,肝气郁结,脾失健运,酿成疸胀。治宜疏肝理脾,清化湿热。方拟秦艽汤合茵陈蒿汤加减。

处方:茵陈 30g、焦栀子 12g、黄柏 9g、厚朴 4.5g、制大黄 6g、秦艽 9g、茯苓 9g、旋覆花 9g、郁金 6g、枳壳 6g、泽泻 12g、金钱草 30g。牛乳 60g 入煎,2 剂。

二诊:患者面目及身仍黄,腹胀如鼓,上气微咳,小便短赤,大便略软,日仍 1 次,足跗微肿,舌苔薄黄而腻,脉弦细带数。湿滞气阻,脾运困顿,病势尚在进展,再守原方增减。

处方:苏叶 9g、茯苓 6g、制厚朴 6g、枳壳 9g、制大黄 6g、大腹皮 12g、广木香 7g、黄柏 15g、焦栀子 20g、秦艽 9g、旋覆花 9g、泽泻 12g、茵陈 30g。牛乳 60g 入煎。3 剂。

三诊:患者面目黄染稍淡,腹胀未减,小便黄赤,已稍增多,大便日 2 次,微溏,微咳,足跗浮肿,神疲乏力。舌苔薄腻,脉转濡缓。复查肝功能:TBil 285μmol/L,ALT 160U/L。再以理脾疏肝,调气分消。

处方:苏叶 9g、焦白术 9g、茯苓 9g、秦艽 9g、旋覆花 9g、焦栀子 12g、砂仁 5g、广木香 6g、郁金 9g、黄柏 9g、茵陈 18g、泽泻 12g、大腹皮 12g。牛乳 60g 入煎,2 剂。

四诊:黄疸已轻,腹胀亦减,尿量增多(每日 1 400~1 700ml),精神好转,胃纳略香,唯足跗尚有轻度浮肿,舌苔薄腻,质微红,脉濡缓,证势已见转机,再以原方加减,用前方减去大腹皮,加冬瓜皮 60g 煎汤代水,3 剂。

五诊、六诊:基本守前方加减。

七诊:黄疸虽轻未净(TBil 106μmol/L),腹水已消(腹围 62cm,比最大腹围缩小 16cm),精神好转,胃纳亦增,舌苔薄白,脉濡缓,再以原方减去苏叶、大腹皮,加当归、丹参等活血之品,续服 7 剂。

本案自八诊后,转入调理阶段,改投秦艽汤合逍遥散加减,以巩固疗效。至 2014 年 7 月 6 日复查肝功能 TP 59g/L,A 35g/L,TBil 69μmol/L,ALT 20U/L,症状消失,腹平软,无移动性浊音,肝肋下 1cm,质软,明显进步而转院疗养,观察检查未复发。

【师生问答】

学生:老师,请问如何认识黄疸指数值?

老师:黄疸指数成人正常值 <17.1μmol,在临证中,如黄疸指数超过 100 单位,脉象细数,每分钟脉搏数超过 100 次以上者,预后多数不良,必

须提高警惕,应积极治疗,若至陷入昏迷或大量出血,便有鞭长莫及之慨。

学生:老师,如何认识亚急性重型肝炎的先兆和预后及治疗?

老师:亚急性重型肝炎是有急性黄疸型肝炎,虽经治疗,而黄疸未见减退,反逐渐加深,出现消化道症状,如恶心、呕吐、纳呆,特别是腹胀加重,大便溏泻,小便量多,这是发展成为亚急性重型肝炎所常见的先兆,预后亦颇恶劣。如《金匮要略》所言"黄疸之病,当以十八日为期,治之十日以上瘥,反剧为难治",这可能就是指这一类证候。对这一类型肝炎的治疗,其属热毒伤阴证,治以泄热养阴,调气分消,药用基本方加黄柏、黄连、大黄、厚朴、枳壳、麦冬、丹参、白茅根、大腹皮等随症加减。兼有呕血或便血者,加三七、血余炭或地榆炭;神志昏乱者,加牛黄清心丸或安宫牛黄丸;精神疲乏者,加太子参。对于这一证型,由于热毒鸱张,肝阴耗伤,瘀凝气滞,标实本虚,在治疗上专恃寒凉泄热,而胀满亦增,仅用渗利,而肝阴益竭,最感棘手,疗效不很满意。至其属于脾困湿壅证,治以运脾疏肝,调气渗湿,药用基本方加秦艽汤,或导水茯苓饮加减,其疗效较之热毒伤阴证略胜一筹。

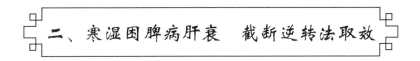

二、寒湿困脾病肝衰 截断逆转法取效

【案例回顾】

郑某,男性,41岁,因"肝区不适,纳差尿黄2周,加重3天"入院,经内科保肝、降酶、抗病毒、抗纤维化、调节免疫及对症治疗,消化道症状不能缓解,仍有恶心、食欲不振,查 ALT 113U/L,AST 94U/L,GGT 32U/L,CHE 2 683U/L,TBil 155.8μmol/L,VI 22.4s,PTA 40%,肝功能异常,黄疸加重,凝血机制异常,腹部彩超提示腹水,结合既往慢性乙型肝炎病史,诊断为"病毒性肝炎,乙型,慢性,慢加亚急性肝衰竭(中期)",为进一步加强疗效,加用中医药治疗,于2013年5月20日会诊。症见:患者肝区不适,两胁隐痛,体倦乏力,尿黄如浓茶色,纳差,伴腹胀,口干口苦,便下不爽,四诊可见:面色晦暗,身目发黄如烟熏,呈灰黄色,腹膨隆,双下肢不肿,爪甲稍青紫,

舌色红,舌体胖,苔白,脉弦细。脾阳不足,寒湿内蕴,胆液不循常道外溢肌肤所致,系属阴黄,证属寒湿困脾,治拟温阳益气、利湿退黄为主,兼以活血化瘀。方用茵陈术附汤加减。

处方:生黄芪 30g、太子参 20g、茵陈 40g、丹参 10g、元胡 10g、虎杖 10g、炮附子 10g、白术 10g、茜草 10g、稀莶草 10g、鸡内金 10g、制大黄 10g。7 剂,每日 1 剂,煎 250ml,分 2 次温服。

二诊:患者仍诉肝区胀痛、口干、口略苦、乏力、纳差较前好转,尿黄、身目发黄减轻,大便黏腻不爽。四诊可见:身目轻度黄染,色偏晦暗,腹微膨隆,舌色淡红,舌体胖,少苔,脉弦细。复查:肝功能:ALT 49U/L,AST 56U/L,GGT 31U/L,CHE 3 939U/L,TBil 77μmol/L,凝血四项:PT 20.7 秒,PTA 44%。病机未变,原方继服,每日 1 剂,煎 250ml,分 2 次温服。

三诊:2013 年 6 月 3 日,患者身目仍有轻度黄染,尿黄不深,余症趋向好转,二便可。复查肝功能:ALT 37U/L,AST 52U/L,GGT 36U/L,CHE 3 545U/L,TBil 68.1μmol/L,凝血四项:PT 22.5 秒,PTA 39%。原方去制大黄,余药不变。每日 1 剂,煎 250ml,分 2 次温服。

四诊:2013 年 6 月 10 日,患者面色微灰无华,身目略有黄染,尿色晨起偏黄,食欲恢复,稍感口苦,二便可。舌色淡白,舌体胖,少苔脉弦细。复查肝功能:ALT 32U/L,AST 65U/L,GGT 42U/L,CHE 3 839U/L,TBil 67μmol/L,凝血四项:PT 20.3 秒,PTA 46%。方不变,每日 1 剂,煎 250ml,分 2 次温服。

五诊:2013 年 6 月 17 日,患者肝区不适消失,只存轻微乏力,慢性肝病面容,面色黧黑,爪甲微青,舌色淡白,舌体胖,少苔,脉弦细。其他无不适。实验室检查:肝功能:ALT 32U/L,AST 63U/L,GGT 45U/L,CHE 4 056U/L,TBil 62.8μmol/L,凝血四项:PT 19.2 秒,PTA 50%。原方继服,每日 1 剂,煎 250ml,分 2 次温服。

六诊:2013 年 6 月 24 日,患者基本恢复,症状好转,嘱注意饮食,注意休息,静养调理。实验室检查:肝功能:ALT 29U/L,AST 52U/L,GGT 45U/L,CHE 4 163U/L,TBil 53.1μmol/L,凝血四项:PT 18.6 秒,PTA 53%。

【师生问答】

学生:老师,请问何谓"截断逆转"法?

老师:经查阅古今文献,发现我国古代医家对肝瘟的病因已有了一定的认识,即外因与疫疠、时行热病有关,内因则主要为热毒、湿热相搏、瘀热等在体内郁滞,仔细分析不难发现这些致病因素均应属中医"毒"的范畴。近代中医、中西医结合肝病学者对肝衰竭的病因、病机进行了深入的研究。比如关幼波教授在黄疸施治要点中明确提出"治黄需解毒,毒解黄易除"和"治黄必治血,血行黄易却","治黄要治痰,痰化黄易散"等重要法则。又如汪承伯教授认为本病的病因病机为毒瘀胶结、血瘀血热,当以凉血活血为治,并提出重用赤芍的论点;谌宁生教授认为本病的病因病机为毒瘀胶结,毒为致病之因,瘀为病变之本,治疗关键应重在解毒,贵在化瘀;临床观察证实按照解毒化瘀、活血化瘀、辨病、辨证论治,较按照卫气营血辨证治疗效果为佳。此外,周仲瑛教授对毒邪致病的理论研究独树一帜,认为湿热疫毒是重型肝炎的主要病因,并提出了在重型肝炎治疗过程中应用大黄能通腑退黄、荡涤热毒,减少肠道有毒物质的吸收,防止邪毒内陷,扭转危急。在此基础上,有人提出了肝衰竭"毒邪病因"新学说。本学说认为"毒"为致病之因,贯穿疾病的始终,"瘀""痰"为病变之本;"毒""瘀""痰"胶结是肝衰竭的基本病机病理。

根据"毒邪病因"学说及肝衰竭本身的特点,有人提出了"截断逆转"法治疗肝衰竭的新学术观点。本学术观点的精髓是早期治疗,快速控制病情,使肝衰竭向好的方向发展,即在辨病的基础上,把握辨证规律,采取果断措施和特殊功效方药,直捣病巢,迅速截断病原,杜绝肝衰竭的传变;如不能急速祛除病因,也要断然救危截变,拦截病邪深入,尽可能阻止肝衰竭恶化,为进一步治疗争取时间,创造条件;必要时可以先证而治,迎头痛击病邪,掌握主动,使肝衰竭早期痊愈。

学生:老师,"截断逆转"法是如何治疗肝衰竭的呢?

老师:是通过截断逆转肝衰竭病因病机。随着对肝衰竭认识的不断深入,其病因病机、传变规律等认识日渐趋于统一。针对肝衰竭"毒邪"病因特性,认为急性肝衰竭病程短,患者正气尚盛,其基本病机为毒、瘀、痰互结,主病脏腑在肝、脑、心包,故治以清热解毒、活血化瘀、豁痰醒神为法,对该类患者进行快速清除病因治疗,即重在"截断"病因,阻断病势,以缩短疗程,防止其向重症传变。亚急性肝衰竭病程历时已久,患者正气渐衰,其基本病机病理为毒瘀互结、脾胃虚损,主病脏腑在肝、脾,故当治以清热解毒、化瘀退黄、益气健脾为法,即"截断"与"逆转"并用,以防止疾病继续向恶性发展,达到逆转疾病的目的。慢性肝衰竭久病归肾,表现为肾元不足者居多,其基本病机病理为毒瘀水互结、肾元亏损,主病脏腑在肝、肾,故应治以清热解毒、化瘀退黄、滋补肾元为法,即"截断"与"逆转"并重,以防止或延缓疾病发展,延长患者生存时间。经过灵活运用"截断逆转"法治疗各期肝衰竭,能有效地截断逆转肝衰竭患者的病机病理,使肝衰竭患者短期(2个月)内的存活率超过75%。

学生:老师,截断逆转法是怎么治疗肝衰竭脏腑传变的? 其机理有哪些?

老师:截断逆转法可以通过下列途径逆转脏腑传变。

1. 截断逆转神明受戕(心、脑)

肝性脑病是因肝衰竭等严重肝病引起的、以代谢紊乱为基础、中枢神经系统功能失调的结果。患者可出现睡眠颠倒、行为异常、神志恍惚,甚则精神意识障碍,同时也是肝衰竭的重要并发症之一,截断是治疗的关键。从辨病角度出发,对肝衰竭患者一旦出现神志变化时就采取果断的截断措施。如发现患者睡眠颠倒、行为异常,即考虑肝性脑病前驱期的可能。在加强综合治疗、改善脑部功能的同时,主张运用中医"通腑开窍"法,以保持大便通畅来逆转神明受戕。"通腑开窍"法认为肝与大肠相通、大肠与脑相通、肝与脑相通,故通腑可泻肝之毒浊,促进肠道毒素的排泄及减少毒素的吸收;同时,通腑以达到开窍醒神的目的。若为痰浊内盛,上蒙清窍,神明受戕,治当涤痰降浊、通窍醒神,加用"三宝"或口服化痰药,如石菖蒲、半夏、旋覆花、丝瓜络、胆南星、全瓜蒌、橘络等,还可加用醒脑静注射液开窍醒神。可配合运用针刺治疗,实邪偏盛者取水沟、大敦、太冲、内关、涌泉等,用粗针强刺激。发热者加大椎、曲池等;抽搐者加合谷、太冲等;牙关紧闭者加颊车、合谷等。正虚为主者针刺水沟、肝俞、肾俞、气海、足三里、关元、百会等。通过以上措施,能有效地截断逆转病势,使神明免受戕害。

2. 截断逆转水泛三焦(肺、脾、肾)

肝衰竭出现大量腹水时,由于有效血容量不足、肾内血液重分布等因素,可发生肝肾综合征,其特征为自发性少尿或者无尿、氮质血症、稀释性低钠血症和低尿钠、水肿等。肝病日久,疏泄失职,气机不畅,肝郁犯脾,脾运化水湿失职,则水湿内停;加之肝虚及肾,肾为水之下源,输布失常。

致水液停滞；日久脾肾俱虚，水液不行，聚而为饮，上凌心肺，则见喘、悸等症；饮停中焦，脾受其困，则见纳呆、腹胀、或腹如裹水之状；水停下焦，膀胱气化不利则尿少或无尿；水溢肌肤则下肢肿胀。水为阴邪，水泛三焦，大有淹没肺、脾、肾阳之势，此时邪盛正衰，邪不去则正难复，祛邪是主要治则。初始水饮不盛，并不同时泛滥三焦，往往中、下两焦症状出现较早，为截断逆转病情之最佳时期，治当辨证加用车前子、泽泻、茯苓、赤小豆、大腹皮、猪苓、枳壳等利水渗湿药物。一旦出现少尿，及时随证加用五苓散、五皮饮、真武汤等方剂治之。

3. 截断逆转邪从热化（心、三焦）

肝衰竭患者由于免疫力下降，常并发细菌感染，如自发性腹膜炎是常见的并发症之一。起病缓慢者多有低热、腹胀或腹水持续不减。初始的症状及体征并不一定出现中医的"热象"，但邪从热化的现象却是普遍存在的。能否控制感染是肝衰竭治疗的重要部分，中医截断逆转邪从热化也正是防止炎症加重和扩散的措施。肝衰竭的自发性腹膜感染多由革兰氏阴性杆菌引起，对此中药有独特的优势，临床上常用的有黄芩、金银花、连翘、鱼腥草、蒲公英、苇茎等，对该类细菌均有杀灭和抑制作用。若出现邪气化热趋势，我们运用解毒化瘀系列方治疗的同时，随证加用以上药味，能有效截断和逆转邪从热化。

4. 截断逆转瘀痰互结（肝、脾）

随着肝衰竭的发展，瘀血征象日益突出，迁延日久使瘀痰互结成为必然趋势。如症见腹壁青筋暴露，右胁肋部触、压痛，以及食管胃底静脉曲张，伴有颜面黧黑、口唇紫暗、舌质瘀点或瘀斑、脉涩等征象，则提示有瘀、痰互结之迹象，应及时佐以活血化瘀、祛痰解毒之剂，防止毒瘀痰互结。此期治法以清热解毒、活血化瘀为法，方用解毒化瘀颗粒（由赤芍、大黄、茵陈、白花蛇舌草、郁金、石菖蒲等组成），常配伍炮穿山甲、桃仁、红花、丹参、郁金、三棱、莪术等中药。如胁肋部或腹部触之有有形瘤块，则已成瘀、痰互结之证，提示肝、脾脏瘀血、肿大等。根据"截断逆转"法思路，在治疗过程中，随证应用化痰消瘀、软坚散结之方药，常用膈下逐瘀汤、桃红四物汤、柴胡疏肝散、金铃子散合失笑散等化裁，均能有效地截断逆转毒瘀痰互结，促使病情好转。

学生：老师，请您结合本案谈谈辨证使用截断逆转法的依据及用药特点。

老师: 从本案通过辨证施治看,考虑其脾阳不足,寒湿内蕴,胆液不循常道外溢肌肤所致,系属阴黄,证属寒湿困脾,治拟温阳益气、利湿退黄为主,兼以活血化瘀。方用茵陈术附汤加减,全方益气解毒,温阳化瘀,调理脾胃,以期达到利湿退黄之功效。

方用太子参、黄芪扶助正气。太子参性平,味甘、微苦,具有补气健脾、生津润肺的作用。黄芪补中益气,对"理脾"具有实效。李东垣说:"脾胃一虚,肺气先绝,必用黄芪温分肉,益皮毛,实腠理,不令汗出,以益元气而补三焦。"茵陈、虎杖、豨莶草、茜草凉血利湿退黄。以上诸药祛邪以达"截断",扶正以达"挽舟";采用"甘味"之白术、鸡内金,补脾气、温脾阳、加强脾胃生化气血功能,温阳健脾利湿,又可濡养于肝,共奏理脾之要;制大黄清除肠胃积滞,通腑泻下,《神农本草经》言其"主下瘀血,血闭寒热,破癥瘕积聚,留饮宿食,荡涤肠胃,推陈致新,通利水谷,调中化食,安和五脏",可加大祛邪之功;炮附子可调和药性不致药物过于寒凉损及脾胃,配伍大黄又可温阳通便,寒温并用共奏温阳化湿解毒之功。

三诊时循下法"中病即止"的原则,为避大黄药性寒凉较峻损伤脾胃,继而有碍正气恢复,所以去之。六诊后患者正气明显恢复,御邪力加强,肝气较条达,脾气明显恢复,肝脾较和,脾胃运化好转,症状改善,说明运用中医"截断逆转结合治肝理脾法"辨证治疗肝衰竭气虚瘀黄证具有疗效。

学生: 老师,您能否评价一下"截断逆转"法?

老师: 好的。"截断"犹如摧陷廓清;"逆转"仿佛逆流挽舟。"截断逆转"法在临床上不拘泥于卫气营血辨证的思维模式,突破了传统"卫之后方言气,营之后方言血"的传变规律,而是在肝衰竭初期尽早使用清热解毒、活血化瘀、豁痰醒神的方法,即在早期就采用清热解毒的方法,且要重用,这样才能有效快速地截断病情,把握好时机。"截断逆转"法的前提是在辨病的基础上,把握辨证规律,针对肝衰竭自身的特点,从毒邪病因的特异性出发,掌握肝衰竭的病理实质和发病规律,有预见性地抢先一步来对其进行治疗,以冀收获满意的疗效。本治法继承了《黄帝内经》"上工治未病"的思想,对于感受毒邪而导致的瘟疫类疾病,尤其是肝瘟病来说,有着非常积极的意义。

三、脾虚湿盛慢急肝 健脾利湿黄退除

【案例回顾】

高某,男性,42岁,初诊日期2013年4月24日。患者1个月余前入院,诊断乙型病毒性肝炎,慢加亚急性肝衰竭。经西医内科综合治疗病情得以控制,面目及肌肤淡黄,面色晦暗,乏力、纳谷渐少,5日前自觉口干不欲饮、多清白痰,时作嗳气、干呕,口服川贝枇杷糖浆症状无缓解,二便尚可,舌质淡胖,舌边有齿痕,舌苔薄白腻,脉沉濡。ALT 89U/L,AST 354U/L,TBil 191μmol/L,PTA 39%。

中医诊断:黄疸,阴黄。

辨证属脾虚湿盛证。治宜健脾化痰、利湿退黄。

处方:制附子(先煎)6g,茵陈30g、党参15g、金钱草30g、炒白术15g、茯苓15g、炒麦芽10g、炒谷芽10g、焦神曲10g、炙甘草6g。

6剂,每剂水煎至150ml,每日1剂。另嘱生黄芪150g,水煎至300ml,代茶饮,1日饮毕;每餐粥内拌服鲜姜汁10ml。

二诊:患者服药6剂后,口干不欲饮、嗳气、干呕明显缓解,痰渐少,乏力稍有恢复,食欲仍欠佳,诉近3日未大便,排气少,舌质淡胖,舌边有齿痕,苔薄黄燥,脉沉濡。

处方:制附子(先煎)6g、茵陈30g、茯苓15g、玄参30g、炒白术15g、金钱草30g、炒麦芽10g、炒谷芽10g、生大黄(后下)9g、枳实10g、麻子仁10g、焦神曲10g、白芍15g、炙甘草6g、枸杞子30g。

6剂,每剂水煎至150ml,每日1剂。嘱生黄芪、鲜姜汁服用如前法。

三诊:患者服上药1剂后,大便下,干结如羊屎,服6剂后,黄疸渐退,口干明显缓解,食欲明显好转,嗳气已止,干呕渐缓解,偶有痰,仍感乏力,大便日1~2次,干结,排气渐多。舌质淡胖,舌边有齿痕,苔薄白,脉沉。ALT 19U/L,AST 69U/L,TBil 156.9μmol/L,PTA 32%。

处方:制附子(先煎)6g、茵陈30g、茯苓15g、玄参30g、炒白术15g、熟大黄10g、炒麦芽10g、炒谷芽10g、焦神曲10g、炙甘草6g、生薏苡仁20g、枸杞子30g。

7 剂。每剂水煎至 150ml,每日 1 剂。嘱生黄芪代茶饮如前法。

四诊:患者服上药 7 剂后,除尚有乏力感外,黄疸消退。大便日 1~2 次,质软,未再干呕,舌质淡胖,舌边齿痕,苔薄白,脉沉。停用汤药,嘱患者继续生黄芪 150g、枸杞 100g,煎水代茶饮,每日 1 剂。继续服药 1 个月后,患者自觉身轻,生活自理,好转出院。

【师生问答】

学生:老师,中医是如何认识肝衰竭的?

老师:中医学无肝衰竭类似病名,但根据其身黄目黄且多伴神志昏蒙的症状,多将其归于中医"黄疸"的"急黄""瘟黄"及"厥证"的"肝厥"范畴。《金匮要略·黄疸病脉证并治》有黄疸、谷疸、酒疸、女痨疸和黑疸之分,称为五疸,并提出"诸病黄家,但利其小便"的治疗原则。其首创的茵陈蒿汤、茵陈五苓散、焦山栀大黄汤等治疗黄疸的名方一直沿用至今。隋代巢元方《诸病源候论》谓:"因为热毒所加,故卒然发黄,心满气喘,命在倾刻,故云急黄也。"清代沈金鳌《沈氏尊生书》记载:"天行疫疠以至发黄者,俗谓之瘟黄,杀人最急。"清代叶天士《临证指南医案》指出:"阳黄之作,湿从热化,瘀热在里,胆热液泄,与胃之浊气并存,上不得越,下不得泄,熏蒸抑郁……身目俱黄,溺色为变,黄如橘子色。"《张氏医通》记载:"诸黄虽多湿热,然经脉久病,不无瘀血阻滞也。"

从以上论述可知,历代医家多将本病病因归纳为湿热致病,后期部分医家则开始认识到血瘀在本病发生发展过程中所起的作用,为现代医家对病因病机的认识开启了一条重要思路。急性病毒性肝炎,其发病机制是感受疫毒,湿热相因,困郁于肝,肝病涉脾而发病。若邪从热化可传变为肝胆郁热证;此证则见目黄、身黄、小便黄赤的阳黄,或胁痛拒按,或胁腹灼热,或身热渴饮,或易怒心烦,或不寐口苦、大便干结等表现。若邪热化火毒,疫毒内陷,则迅猛燔肝损脾、伤及心肾,致病情急剧进展为急黄(瘟黄),表现为黄疸迅速加深;或并热毒灼津生痰,瘀阻脉络、聚水内停腹中而致臌胀,表现为脘腹撑急或胀或痛,小便短赤,甚至癃闭;或毒陷心包、蒙蔽清窍,表现为神志异常,谵妄躁动或嗜睡,甚至神昏;病至极期可见汗出如油或大汗四肢厥冷、脉细伏欲绝而厥脱;其中 2 周内发生毒陷心包者为急性肝衰竭;若发病 2 周后进展为瘟黄者即为亚急性肝衰竭,该病早期湿热毒火炽盛,中后期病情湿热邪毒胶着而渐势缓。正气耗损逐渐显露。或湿困脾运而致脾阳、脾气亏虚，或热伤津液而致肝阴肝血耗伤，脾虚气血生化乏源，则肝肾精血亏虚，终致脾、肝、肾诸脏俱损。其病机常见湿、热、毒、瘀、虚等病理要素。病性为正虚邪实，早期以邪实为主，中、晚期以正虚邪恋为主。

学生：老师，本案中辨证为脾虚，扶正补虚是否是肝衰竭的根本治法？

老师：是的。治疗本病需注重扶正补虚的认识由来已久，自东汉张仲景开始即于《伤寒论》中多次提到，黄疸的成因与虚寒、寒湿有关。如《伤寒论·辨阳明病脉证并治》说"太阴者，身当发黄"，《伤寒论》还说"阳明病，脉迟，食难用饱……此欲作谷疸，虽下之，腹满如故。所以然者，脉迟故也"，指出脾胃虚弱，中焦有寒，水谷不化，清浊相混，可以致发黄疸，当用温阳祛湿之剂治之。《伤寒微旨论》中专立"阴黄证篇"，提出了黄疸并非皆为阳证，也有许多阴证，其治疗当于阳黄证外另为立法。后世医家称之为"韩祗和法"。《卫生宝鉴》也指出，若是"皮肤凉又烦热，欲卧水中，喘呕脉沉细迟无力而发黄者，治用茵陈四逆汤"。明、清医家对于黄疸的认识，逐渐全面。张景岳所著《景岳全书》中对黄疸的辨证分型、系统治疗有独到的见解，明确提出阴黄证患者多有内虚。认为阴黄"宜调补心脾肾之虚，以培血气，血气复则黄必尽退"，首创"四君子汤、五君子煎、寿脾煎、温胃饮之类，皆心脾之要药也。若六味丸、八味丸、五福饮、理阴煎，及左归、右归、六味回阳等饮，皆阴中之阳虚者所宜也"。《医学入门》认为黄疸属气虚者用四君子汤，血虚用四物汤合四苓散加茵陈、麦门冬，气血俱虚用人参养荣汤、八味丸，饮食劳欲失节，中寒生黄者，用黄芪建中汤、理中汤。《证治准绳》认为治疸须分新久，久病脾胃受伤，气血虚弱，必用补剂，如参术健脾汤，使正气盛则邪气退，庶可收功。比如，国医大师李振华治疗黄疸的经验，提出治疗黄疸不可过用苦寒，应加理气之药，重视健脾药物的应用。又如，国医大师周仲瑛治疗慢性乙型肝炎提出"肝脾两伤，灵活调和肝脾"；"阴血耗伤，适时滋养肝肾"。也有人提出慢性重型肝炎类似于"急黄"，病位在脾胃，病机为虚实夹杂，基本传变规律根据体质、基础病变和诱因的不同，可向寒化或热化两个不同方向发展，治疗当温阳与清热并重。

学生：老师，请您结合本案谈谈本病如何辨证？

老师：本案患者初诊面目及肌肤淡黄，面色晦暗，系肝病日久，伤及脾气，脾气亏虚，湿滞残留，久而化痰，胆汁为湿邪所阻，发为此病。脾气亏虚，气血化生失源，四肢不得气血之荣，故而周身乏力。脾气亏虚，水谷失于运化，水湿积聚，凝滞成痰，津液不能上承于口，故出现口渴不欲饮，多清痰；谷不消则食不纳，故有纳差、食欲下降的症状。患者素体脾虚，气血不充，痰湿不化，故舌质淡胖，脉沉濡。综上所述，中医辨病为黄疸，属阴黄，证属脾虚湿盛证。古人云"黄家所得，从湿治之"。遵健脾化痰，利湿退黄之法，应用大量生黄芪为主药，另合以四君子汤合茵陈术附汤加减。首诊方中党参、白术、茯苓、炙甘草健脾益气补中；茵陈、金钱草利湿退黄；加以制附子温脾阳，散寒湿，是"湿为阴邪，非温不解"；佐以炒谷芽、炒麦芽、焦神曲健脾开胃，和中消食；加生姜汁有止呕之功，又可助开胃之效，还可化痰；重用黄芪煎水代茶饮，可峻补一身之气，为治病求本之所在。二诊时患者大便不通，观舌象见薄黄燥苔，为内生燥邪，耗伤胃肠津液，易党参为玄参，并加用枸杞子，滋阴润燥，佐制黄芪温燥之性。加用麻子仁、大黄、枳实以润下，生大黄得附子之温避免过寒伤及脾阳；加用白芍，白芍味酸，合甘草，以"酸甘化阴"。三诊时腹气已通，黄疸渐退，易生大黄、枳实、麻子仁为熟大黄，避免生用过寒伤中阳；加生薏苡仁增强祛湿之效。

学生：老师，为什么重用黄芪煎水代茶饮可峻补一身之气，您是怎样认为的呢？

老师：黄芪补虚功效最早见于《神农本草经》，其中记有黄芪"主痈疽……补虚，小儿百病"。《名医别录》及《药性赋》也分别记载了黄芪"益气""益元气而补三焦"的功效。张仲景《伤寒杂病论》中有黄芪建中汤、黄芪桂枝五物汤等8张组方，用黄芪来补益中气。金元四大家之一的李东垣独创"益胃升阳"之法，对黄芪尤为重视，言"脾胃一虚，肺气先绝，必用黄芪温分肉，益皮毛，实腠理，不令汗出，以益元气而补三焦"。当代名医朱良春治疗慢性肾炎以益气利水化瘀为原则，补气以黄芪为主药，认为其能充养大气，调整肺、脾、肾诸脏的功能，提高机体免疫力。可见医家对于黄芪补气功用的重视。前人素来主张"黄芪用量不宜轻"。清代名医王清任创立了补气活血的治疗原则，在补气药中尤其重视黄芪的功效，其著作《医林改错》中记载33方，其中11方用到黄芪，平均每方用量将近90g，最大达250g，这也给我们在黄芪用药的安全性上给出了保障。气为血之帅,实补脾气,则气血得以生化,痰湿得以运化,诸症则去。鉴于此,从补益脾气入手,应用大剂量生黄芪,认为其补气之力卓,可温补脾虚,合一身阳气,以求病患根本之所在。

第三节 肝 性 脑 病

肝性脑病系严重肝病引起的,亦是肝病的并发症。肝性脑病是以代谢紊乱为基础,与某些毒性物质有关的一种中枢神经系统综合征,主要表现为意识障碍、肌张力增高及昏迷。本病发生多由于引起肝性昏迷的原发性疾病的各型肝硬化、重症病毒性肝炎、重症中毒性肝炎、药物性肝病、原发性肝癌、肝外胆道疾病、妊娠期急性脂肪变性、门静脉分流术等所致。本病属于中医"黄疸""臌胀""昏迷"的范畴。

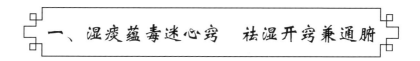

一、湿痰蕴毒迷心窍　祛湿开窍兼通腑

【案例回顾】

患者,男性,44 岁,初诊日期 2011 年 8 月 31 日。主诉:间断右胁隐痛不适 15 天,伴腹胀、纳差 3 天,头晕、恶心、神昏半年,加重 1 周。现病史:查出乙肝病毒感染 15 天。3 天前诊断为乙肝肝硬化合并腹腔积液。患者半年前出现头晕、恶心、神昏,曾先后 3 次在某医院住院治疗,用门冬氨酸鸟氨酸治疗后神志清晰,停药 1 周后再次昏迷,病情反复,后慕名前来就诊。症状:神情呆滞,精神恍惚,面色黧黑,身困乏力,脘痞腹胀,饮食减少,口干苦黏腻,恶呕,齿鼻衄血,烦躁眠差,小便短少黄赤,大便干结。体征:肝病面容,身目轻度黄染,颈胸部散在蜘蛛痣,肝掌明显,腹部膨隆胀大、柔软,叩诊移动性浊音(+),双下肢重度指凹性水肿,可引出扑翼样震颤,脾肋下可触及约 6cm。舌质暗红,舌苔黄厚腻浊,脉弦数。

西医诊断:肝性脑病(Ⅱ期);乙肝肝硬化合并腹腔积液(失代偿期)。

中医诊断:神昏,臌胀,黄疸。

辨证属湿热蕴毒,痰迷心窍证。

治法:芳香化湿,醒脑开窍,利胆通腑。

处方:藿香10g、佩兰15g、白豆蔻12g、生薏苡仁30g、生晒参(另煎)12g、茵陈(后下)40g、赤芍30g、白茅根40g、赤小豆30g、丹参30g、郁金15g、炮穿山甲(先煎)5g、茯苓30g、炒白术30g、陈皮15g、砂仁10g、藕节30g、茯苓皮40g、猪苓30g、泽泻15g、车前子30g、大腹皮30g、厚朴15g、枳实15g、沉香(冲服)3g、炒枣仁30g、九节菖蒲10g、制大黄(后下)10g。

10剂,水煎,1日1剂,口服。西药给予阿德福韦酯片10mg/次,1次/d,口服;拉米夫定片100mg/次,1次/d,口服;螺内酯片100mg/次,1次/d,口服;呋塞米片40mg/次,1次/d,口服。

二诊:患者神志清晰,未见昏迷,精神好转,能入睡,腹胀减轻,仍有齿鼻衄血,守上方加青黛(包煎)6g,10剂。

三诊:患者眼睛有神,饮食增加,口苦、口黏明显减轻,恶心、腹胀消失,睡眠正常,齿鼻衄血明显减轻,舌苔变薄,效不更方。服至30剂未再出现昏迷,但大便稀溏,每日3~4次,守上方加白芷8g、苏梗12g、半夏9g、苍术30g、炒山药30g、炒薏苡仁30g、炒扁豆30g、生姜3片、大枣5枚,去大黄、枳实、炒枣仁继服。利尿剂药物螺内酯减量至60mg/次,1次/d,口服;呋塞米减量至20mg/次,1次/d,口服。

四诊:患者神志清晰,精神明显好转,饮食如常,腹稍胀,偶有齿衄,大便正常,小便黄。再以益气化瘀、健脾利湿、利胆退黄。

处方:生晒参(另煎)12g、当归20g、郁金15g、川芎15g、炮穿山甲(先煎)5g、茯苓30g、炒白术30g、陈皮15g、砂仁10g、茯苓皮40g、猪苓30g、泽泻15g、大腹皮30g、车前子30g、厚朴15g、沉香(冲服)3g,藕节30g、青黛(包煎)6g、苍术15g、炒薏苡仁30g、姜竹茹15g、半夏9g、茵陈(后下)30g,赤芍30g、白茅根40g、赤小豆30g。守上方加减变化,间断服药2个月,腹腔积液消退,肝功能正常,病情稳定。

【师生问答】

学生:老师,肝性脑病中医是如何认识?

老师:肝性脑病是急、慢性严重肝病患者的常见并发症和致死原因。本病在中医学中无此病名记载,但根据其发病特点,当属中医学的"昏迷""神昏""谵妄""郁冒"等范畴。有关昏迷的记载,早在《黄帝内经》中已有"暴不知人""谵妄狂越"等记载;《伤寒明理论》提出"神昏"一证;《证因脉治》认为其原因为"热极生痰，上熏心肺，神识昏迷"；《外感温热篇》指出"湿热熏蒸，将成浊痰蒙蔽心包"，认为痰热邪浊蒙闭心窍为昏迷的病机所在。在治疗方面，更有丰富的记载，如张浩《仁术便览》述及用祛痰开窍的通关散，稀涎散治"昏迷不省"；至清代，由于温病学的发展，对昏迷证治殊多发挥，并创制安宫牛黄丸、神犀丹等有效方药，至今仍用于临床。

肝性脑病是以患者精神、神志改变为主要临床表现的病证，属中医的神昏、厥证、暴不知人等疾病范畴。与古代文献中瘟黄、臌胀等引起的神志异常较为相似。病位以心、脑受累为主，而病变波及肝肾。心藏神，主神明；脑为元神之府，为清窍，故心脑受邪，则神明不用，神志不清。而中医理论将脑的功能归于心，多由痰湿、痰浊、痰热蒙蔽心窍或心脏气血阴阳衰败，心神失用而引发昏迷。病机多为肝肾衰竭，痰阻血瘀，清阳不升，浊阴不降，肝风内动，上蒙心窍。其病机总的概括为实证，轻则为湿热郁结，重则为湿热酿痰，蒙蔽心包；虚则为气血阴阳衰败，神明不用。临床首先要辨别虚实：实证初期为湿热郁结，气机不畅，心神失养而神志改变，进而发展为实热酿痰，蒙蔽心包，出现神志昏蒙，时有谵语；重则邪毒深陷，内闭心包，则神昏谵语或昏迷不语，并因热极生风而手足抽搐，湿热化毒熏灼肺胃，则有腥臭。虚证为大量呕血、便血，或臌胀、峻下太过致气血阴阳衰败，精神竭绝。心神失守，神明不用，出现汗出肢冷，面色苍白，昏迷不醒，并因阴血亏虚，筋脉失养而出现手足抽搐。

在上述传统的肝性脑病的病因和病机认识的基础上，结合现代医学研究成果，有学者提出了新的肝性脑病病因病机学说。钱普明提出以毒辨证，认为肝性脑病患者大多毒、湿、热、火、痰、瘀、虚错综交杂，互为因果。其中毒始终是致病的主导因素，湿是毒演变的条件，热是毒湿演变的产物，火是热毒壅盛的征象，风是毒热演变的表现，瘀是毒演变的病理结果，虚是毒的致伤后果。邹良材认为肝性脑病分虚实两类，实证为邪毒攻心，属风、火、痰内闭，神明失守。虚证为正虚邪陷所致，此因阴阳气血衰败，精神竭绝而神明不用。但肝性脑病患者病情变化迅速，虚实夹杂，病发可以邪实为主，但正气已受戕；久病虽易正虚，但痰浊常留恋难解。

学生：老师，本案中使用了通腑开窍法治疗肝性脑病，依据是什么？

老师：目前多数学者认为肝性脑病的病因与感受湿热之邪或饮食不节，嗜酒无度，或染蛊毒、疫疬、火毒有关。本病的主要病机不外因痰火内闭、痰浊蒙蔽、肝风内动、血结瘀阻、气阴两虚,属湿热疫毒所致。正如《湿热病篇》所说:"湿热证,发痉,神昏笑妄……若大便数日不通者,热邪闭结肠胃",符合肝性脑病之临床表现。综合各家见解及临床经验,笔者认为肝性脑病多属湿热蕴蒸,中焦阻滞,腑气不通,以致湿浊蒙蔽心窍,神明无主。其中腑气不通与脑窍被蒙闭是本病的两个关键病机。

在生理情况下,肝的疏泄功能正常是脾胃升清降浊功能正常的前提,此正是《素问·宝命全形论》中"土得木而达"之义。"清阳出上窍,浊阴出下窍",若肝疏泄正常,脾胃升清降浊正常,则浊者自下,清者自上,气机流畅,痰瘀不生,自然不会产生腑气不通及脑窍被蒙闭。但一旦腑气不通,则气机升降失衡,清浊相干,浊气上攻,神明受扰,不能主事。《仁斋直指方·大便秘涩方论》说:"大肠者,诸气之道路关焉……孰知流行肺气,又所以为四者之枢纽乎。"《素问·五脏别论》又云:"此受五脏浊气……此不能久留,输泻者也。魄门亦为五脏使,水谷不得久藏。"《医学入门·脏腑》更是明言"肝与大肠相通"。又从经络循行可知,五脏中唯有足厥阴肝经上行巅顶入脑。所以,阳明大肠腑气不通,浊气循肝经上攻于脑窍,脑为元神之府,故见昏厥、谵妄、癫狂。

《素问·调经论》说:"血之与气,并走于上,则为大厥。"既然病得之于浊气上攻,在治疗上则应使浊气下泄,令血之与气并走于下,才可能促使病机得以逆转,亦即《素问·调经论》所说"气复返则生,不返则死"。在临床实践中观察到:肝性脑病患者中多数长期大便偏干。而且常在发病时已经 2~5 天未解大便,多数舌中、后部被厚腻苔,脉有滑象;此外有一部分患者大便溏泄,但此类患者不宜止泻,仍宜通腑。因为此类腹泻与脾虚之泻不同,仍是浊气上攻,使清气下陷,升降失司所致,正如《素问·阴阳应象大论》所说"清气在下,则生飧泄"。对此类腹泻在通腑引浊气下行的基础上加用开窍法可以引清气上行,恢复气机有序升降。这与现代医学认为感染性腹泻是肝性脑病诱因的认识是相似的。

肝性脑病的发生是在腑气不通的基础上发生了脑窍被毒、痰、瘀、风等浊气所蒙闭,虽然下实是因,但上实确已形成。脑主元神,《素问·灵兰秘典论》言"故主明则下安……主不明则十二官危,使道闭塞而不通,形乃大伤",也就是说若脑窍失聪,则五脏六腑功能失衡,气机升降失司,反过来也加重了腑气不通。脑窍被蒙闭和腑气不通两者相互影响,相互促进,形成恶性循环,使病情不断加重。所以,要打破这种恶性循环,单用通腑法泻下浊气是不够的,要合用开窍法。双管齐下,使脑主元神之职能复常,自然病情容易恢复。

现代医学认为,肝性脑病是主要来自肠道的许多可能影响神经活性的毒性物质未被肝脏解毒和清除,经侧支进入体循环,通过通透性异常的血脑屏障进入脑部,进而引起大脑功能的紊乱所致。这与中医理论所认为的"腑气不通,浊气上攻,蒙闭脑窍"非常相似。脑肠肽的发现以及肠脑学说的提出更是深化了肠与脑之间的联系,为通腑开窍法治疗肝性脑病找到了现代医学的理论支持。

在现代医学的综合治疗措施中强调减少肠源性毒物生成与吸收是治疗肝性脑病中重要的一环。张思超等报道开窍通腑法同用较单一开窍法、通腑法更具脑保护作用,并认为脑病的治疗可以采用脑肠同治。这些认识为通腑开窍法治疗肝性脑病找到了现代医学的现实依据。

学生:老师,通腑开窍法的作用机理是哪些?

老师:肝性脑病的病机要点是腑气不通。脑窍被蒙闭。腑气不通在先。脑窍被蒙闭在后,两者形成后又相互促进,恶性循环。相对而言,腑气不通为本,脑窍被蒙闭是标,应该标本同治。尽早地、不失时机地应用通腑法将有效地阻止毒痰瘀风等浊气上阻脑窍,有助于调整气机的升降平衡,对预防和减轻肝性脑病有积极的作用。但肝性脑病病位在脑,通腑之药气味重浊。偏走于下,单纯的通腑法难以将药力直接作用于脑窍。而通腑开窍两法合用,标本同治。既利下窍,又开上窍,上下兼攻,相互呼应。则清气上升,浊气下降,进而脑窍清灵,元神复司其职而神清。

1. 通腑泄浊,浊去正安

肝性脑病发病时,腑气不通。气机升降失衡,热毒、痰浊、瘀血、肝风等邪浊之气内生,若针对诸邪一一对应治疗,则缓不济急,药力分散,全而无力,应速战速决,采用通腑泄浊法。通腑法有以下几个主要作用:①上病下取,利于开窍醒脑。既然上扰清窍之浊邪来自肠腑,故应通腑泄浊,以求浊气下降,邪去正安,脑窍渐清。②攻邪迅速,有助拨乱反正。浊气不能久留,而大肠末端魄门"为五脏使"。故通腑之法可使五脏浊气迅速降泄,使热毒、痰浊、瘀血、肝风等脏腑气血津液不能正化的病理产物一夺而去,推陈出新,逆转病势而使五脏安定,有助于内环境重新平衡。③调气存阴,减少复发。阴阳腑实,内结燥屎,既是一种病理产物,又是一种致病因素,可持续存在于整个发病过程中,形成劫阴于内的恶性循环,导致病变复杂,病情重笃。通腑法使腑气通畅,气机升降复常,气血得以敷布,又急下存阴,免除正气进一步受损,有助于延长复发的时间及减少复发的频率。有报道通里攻下法可以稳定肝细胞溶酶体膜,抑制肠源性内毒素血证发生。作为通腑泻下的主要药物大黄,经证明有抑制肠内细菌、清除胃肠道的毒素、保肝利胆、减少氨的生成吸收等作用。

2. 开窍醒神,直达病所

肝性脑病的发生与过多的神经毒性物质进入脑内相关。如何让相关药物透过血脑屏障作用于中枢神经系统直接发挥药效一直是困扰现代临床医生的难题。脑在最上位,性味重浊的通腑药物药力难以到达。要使药力到达脑窍,加速患者苏醒,芳香开窍药物在所必用。因为脑主元神,"主不明则十二官危",所以开窍肯定有助于脏腑正常功能的恢复。芳香开窍药物又可以引清气上行。清气上行有助于浊气下降,进而恢复气机的升降平衡。现代药理研究证明,芳香开窍药物能迅速透过血脑屏障直接作用于中枢神经系统。发挥保护脑组织、促使其他药物进入脑组织并增强药效的作用。在通腑法基础上合用开窍法,将芳香开窍药作为引经药。开启脑窍,使上攻之浊气下行,进而加速脑窍清醒,元神复职,有助于腑气的降泄及气血的流畅。这也可以看作是另类的"提壶揭盖",使上窍清而下窍通。

3. 开上通下,交通气机

大肠是人体重要的排泄器官。如能将五脏浊气及时排出,则机体内环境良好,气血流通,则浊气不再扰乱脏腑功能,清气上升,浊气下降,气机畅顺。若腑气不通则浊气没有出路,气机逆乱,扰乱神明。脑主元神,脑窍清灵,一受邪气则昏乱不明。故通腑开窍必须同用,其效才显。泻可去闭,釜底抽薪,借泻下之力。给热毒、痰浊、瘀血、肝风诸邪以出路;开窍使上窍通达,引清阳上升,俾浊阴下降,有助于通腑,通腑开窍两者相互促进,相得益彰。有报道证实开窍通腑法同用较单一开窍法、通腑法更具有减轻脑水肿、促进神经细胞结构及功能的恢复、延缓神经细胞缺血性坏死等脑保护作用。

学生:老师,运用通腑开窍法治疗肝性脑病,辨证用药有哪些特点?

老师:采取在西医对症支持的常规治疗基础上联合中医通腑开窍法。

通腑开窍两法必须同用,但是要根据不同病情选择不同的实施方法。一般采取中药水煎灌肠,每日1次,药用生大黄、芒硝、石菖蒲、冰片等。药量据病情轻重及正气虚弱程度而定。多数患者1~2天能苏醒,如大便数量不多,可连续灌肠,直至苏醒为止。若患者因为患痔疮、肛裂等难以灌肠,可以在辨证方中加入生大黄、芒硝、枳实、郁金、石菖蒲,采用口服或鼻饲以通腑开窍。若灌肠与口服同用,则疗效更加显著。因为肝性脑病病情凶险,故选择用药时机相当重要。若患者出现懒言嗜睡或谵语躁狂,记忆力、计算力、定向力下降,而尚未出现明显昏迷、扑翼样震颤、锥体束征等体征时就要果断应用通腑开窍法救治。若患者有肝衰竭倾向尚未达到肝性脑病诊断标准,而平素大便偏干,或已经3天未解大便,可以适当应用通腑开窍法以预防肝性脑病。但此时以通腑为主,开窍轻用甚或不用。不可否认,过用通腑开窍可耗气伤阴,而且肝性脑病多数有黄疸、臌胀、积聚等基础病,患者身体条件差,虽有腑实之证,但正气亦不足,通腑开窍应适可而止。待大便通泄、神志转清后,根据患者情况辨证施用益气养阴、化痰软坚、活血化瘀、调理脾胃等法。若腹胀顽固不消。加重通腑药量后腹胀依旧甚或加重,应适当加大益气健脾药的用量。大便通泄、神志转清后通过舌象变化可以从一定程度上判断病情的顺逆。若黄腻苔脱落,代之以薄白苔而且舌质转淡(失血者除外),此一般为顺;若黄腻苔持续不退,则浊气容易重新集结,再发肝性脑病,此时应加强调理脾胃、升降气机之药;若黄腻苔迅速剥脱,舌质转红绛或干或水滑,此为胃气耗竭,预后凶险,再次昏迷及并发出血的可能性比较大。

　　从本案来说,肝病日久,湿热毒邪蕴结,痰湿阻滞,困阻中焦,脾胃升清降浊功能失职,痰浊热毒内陷心包上蒙清窍而致。湿热毒邪是本病进展的重要病理因素,芳香化湿、通腑泻浊是治疗本病的关键所在,胆腑通畅可加速肝内毒邪清除,故用藿香、佩兰、白豆蔻、生薏苡仁芳香化湿;茯苓、白术、泽泻、大腹皮、车前子淡渗利湿,使湿祛热无所附,痰无所源;茵陈、赤芍、白茅根、赤小豆配合丹参、郁金清热利胆,凉血退黄;茯苓皮、猪苓、泽泻、大腹皮、车前子利水渗湿;川芎、炮穿山甲化瘀通络。取"大黄"一则通腹泄热,荡涤肠胃之积毒,使湿热之邪从大便而去,减少肠道内毒素吸收;二则凉血散瘀,利胆退黄,扩张胆管,促进胆汁排泄。九节菖蒲豁痰开窍,醒脾安神;生晒参鼓正气,安五脏,以加强益气活瘀、健脾利湿之作用。纵观本案药证相符,辨治精当,故临床效果卓著。

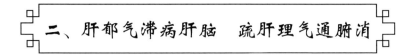

二、肝郁气滞病肝脑 疏肝理气通腑消

【案例回顾】

桑某,男性,32岁,2016年8月10日因"间断右胁隐痛3年,加重1周"主诉入院。患者间断右胁隐痛不适3年,既往查上腹部CT提示肝硬化,1周前与家人生气后出现右胁胀痛,心烦急躁,胸闷,脘腹胀满,纳差,大便溏,每日2~3次,小便调,前来就诊。查体:神志清,精神差,扑翼样震颤阴性,舌质淡红,苔薄白,脉弦细,NCT-A试验:用时40.3秒;DST试验:得分37.5分;辅助检查:彩超提示肝硬化并结节形成,肝源性胆囊炎,脾大。

中医辨证属肝郁脾虚型,治宜以疏肝解郁、通腑开窍为法。

处方:柴胡6g、枳壳10g、炒白芍15g、厚朴12g、枳实10g、石菖蒲15g、郁金12g、川芎15g、延胡索18g、陈皮10g、炒白术12g、炙甘草6g。

连服3剂,患者神志清,精神可,腹胀胸闷减轻,大便正常,饮食改善,偶有右胁隐痛,复查NCT-A试验:用时32.5秒;DST试验:得分41.2分。守上方继服7剂,已无明显不适,嘱患者避免不良情绪刺激,保持心情舒畅。

【师生问答】

学生:老师,什么是轻微型肝性脑病?

老师:轻微型肝性脑病是肝性脑病的早期阶段,具有发病隐匿、缺乏典型临床症状的特点。其发病机制尚未完全阐明,其病理生理基础是肝功能衰竭和门腔静脉间的侧支循环形成,来自肠道的有害物质(主要是含氮物质)未能经肝细胞代谢解毒和/或经侧支循环绕过肝进入体循环。根据临床表现,轻微型肝性脑病归属于中医"郁证""神昏""失眠""便秘""臌胀"等疾病范畴。患者虽形似正常,但操作能力和应激能力降低,从事高空、机械、驾驶等工种易发生意外。因此,早期发现并有效阻止肝性脑病进一步发展意义重大。

学生:老师,在本案治疗中重在通腑气,可以认为轻微型肝性脑病的病因病机是腑气不通吗？

老师：可以认为有这方面的病机因素。因为轻微型肝性脑病病因病机复杂，关键病机是痰、瘀、毒互结，导致腑气不通，脑窍蒙蔽，其病机要点为情志饮食等因素，导致脾胃运化失常，脾失健运，聚湿生痰，痰湿中阻，气机不畅，清阳不升，浊阴不降，浊邪上扰清窍；肝郁气滞血瘀，气郁久可生痰湿，血瘀则气滞，气滞复聚液成痰，痰湿、瘀血互结，上蒙清窍，灵机失用；痰湿蕴久化热，火热内盛，热毒痰瘀互结，腑气不通，脑窍被蒙。

学生：老师，本案是不是也不能单一地通腑气？请问还应该注意哪些方面？

老师：是的，通腑法为常法，临证贵在变通。比如肝郁气滞型当疏肝理气，通腑开窍。中医基础理论认为，肝主疏泄，肝性喜条达而恶抑郁，主调畅气机。若情志不畅或抑郁忧思，皆可使肝失条达，疏泄不利，若气郁日久，血行不畅，瘀血渐生，血瘀则气滞，气滞复聚液成痰，痰湿、瘀血互结，上蒙清窍。《素问·脏气法时论》言"肝病者，两胁下痛引少腹，令人善怒"，临床可见精神差、头晕、胁肋胀痛，遇怒加重，并有心烦、胸闷腹胀、善太息、纳少等症。治疗上以疏肝理气、通腑开窍为法，可用基本方加柴胡、枳壳、香附疏肝理气，白芍养血柔肝，川芎活血行气通络。就如本案患者一样，辨证属于肝郁脾虚，所以处方时以疏肝解郁、通腑开窍为大法，取得较好疗效。当然当患者为肝胆湿热型时，当通腑开窍，清利湿热。因肝胆同居右胁下，胆附于肝叶之间，肝胆互为表里，患者平素饮食不节，恣食辛辣油腻之品，阻碍中焦，湿热内生，郁于肝胆，日久腑气不通，脑窍被蒙。患者可见头昏沉、反应迟钝、右胁胀痛，并可见黄疸、胸闷纳呆、恶心欲呕、厌食油腻、口苦等症状。治疗上以清利湿热、通腑开窍为法，可用基础方加茵陈、焦栀子、大黄清热利湿退黄，泽泻、车前子渗湿清热，白芍柔肝止痛。又比如患者为肝肾阴虚型时，当通腑开窍，滋补肝肾。由于肝主藏血而肾主藏精，肝主疏泄而肾主封藏，肝肾同源，《张氏医通》说"气不耗，归精于肾而为精；精不泄，归精于肝而化清血"，肝病日久，精亏血少，气血不能上荣清窍发为本病。常有气短乏力，精神差，倦怠少气，脉弦细。患者常因心理学测试及生化检查异常而被诊断为轻微型肝性脑病。治法常以滋补肝肾、通腑开窍为主。基础方加一贯煎加减，生地黄、北沙参、枸杞子、麦冬滋补肝肾，柔肝养阴，当归、白芍滋阴养血，川楝子疏肝理气。疾病日久,久病入络,可以出现瘀血阻滞型,当通腑开窍,活血化瘀。考虑到本病多由肝炎、肝硬化引起,而肝炎、肝硬化多病程缠绵,久病必瘀,痰瘀互结,腑气不通,清阳不升,脑窍被蒙,发为本病。临床常见患者头昏蒙、心烦、注意力、记忆力减退,伴有胁肋刺痛,舌质紫暗,或有瘀斑,脉沉或弦。治疗该证型当以基本方再加失笑散活血化瘀,散结止痛,五灵脂与蒲黄善入肝经血分,两者相须为用,可通利血脉而散瘀血,活血散结,祛瘀止痛,《妇科明理论》有"一味丹参饮,功同四物汤"之说,酌加丹参养血活血,除烦安神,三者同用,功专效强。万变不离辨证论治这个核心。

学生:老师,在处方中使用了石菖蒲和郁金这两味药,石菖蒲是化湿开窍药,而郁金是解郁安神药物,用在此处有什么作用呢?

老师:轻微型肝性脑病以"通腑开窍"为基本治疗方法,在临床上形成了基本方,具体药物有厚朴 12g、枳实 10g、石菖蒲 15g、郁金 12g、甘草 6g。方中厚朴性温,味苦、辛,善下气除满,《名医别录》载其"主温中,益气,消痰,下气……除惊……止烦满,厚肠胃";枳实性温,味苦、辛、酸,功用破气除痞,化痰消积,两药相伍,具有很好的通腑泻浊作用;石菖蒲性温,味辛、苦,可开窍醒神、宁神益智,对痰蒙清窍、神志昏迷有很好的功效,现代药理研究石菖蒲具有镇静和抗惊厥作用,且能促进消化液分泌,制止胃肠的异常发酵;郁金性寒,味辛、苦,能清心凉血、解郁利胆,《本草汇言》载"郁金清气化痰散瘀血之药也,其性轻扬,能散郁滞,顺逆气,上达高巅",现代药理研究表明,郁金具有保护肝细胞、促进肝细胞再生的作用;甘草调和诸药。上药同用,功专通腑泻浊、醒脑开窍,对纠正轻微型肝性脑病疗效确切。

学生:好的,我明白了,谢谢老师。

老师:中医学治疗轻微型肝性脑病秉承辨证施治原则,对患者逐一辨证分型,其治疗方式较西方医学更加个体化。同时,对于轻微型肝性脑病的预防及治疗,生活调理至关重要。应嘱患者调饮食,控制饮食中蛋白质的摄入,尤其是动物蛋白质;要注意调畅情志,避免不良情绪刺激,同时避免使用镇静类药物;养成定时排便的习惯,保持大便通畅。中医药在预防和治疗轻微型肝性脑病方面疗效确切,且副作用小。